Handicap mental : approche transdisciplinaire

somatique, psychiatrique, psychopédagogique

CHEZ LE MÊME ÉDITEUR

Dans la même collection :

DÉMARCHE CLINIQUE EN NEUROLOGIE DU DÉVELOPPEMENT, par C. AMIEL-TISON, J. GOSSELIN. 2e édition, 2008, 256 pages.

NEUROPSYCHOLOGIE DU VIEILLISSEMENT NORMAL ET PATHOLOGIQUE, par K. DUJARDIN, P. LEMAIRE, 2008, 256 pages.

NEUROLOGIE DU COMPORTEMENT, par A. SCHNIDER. 2008, 272 pages.

CONDUITE DU BILAN NEUROPSYCHOLOGIQUE CHEZ L'ENFANT, par M. MAZEAU. 2e édition, 2008, 304 pages.

NEUROPSYCHOLOGIE DE LA MALADIE DE PARKINSON ET DES SYNDROMES APPARENTÉS, par K. DUJARDIN, L. DEFEBVRE. 2e édition, 2007, 184 pages.

L'INFIRMITÉ MOTRICE D'ORIGINE CÉRÉBRALE, par C. AMIEL-TISON. 2e édition, 2005, 336 pages.

Autres ouvrages :

ATLAS INTERACTIF DE NEUROANATOMIE CLINIQUE. ATLAS PHOTOGRAPHIQUE + CD-ROM INTERACTIF ENCÉPHALIA, par L. THINES, F. LEMARCHAND, J.-P. FRANCKE. 2008, 144 PAGES.

PRATIQUE DE L'EEG. BASES NEUROPHYSIOLOGIQUES, PRINCIPES D'INTERPRÉTATION ET DE PRESCRIPTION, par J. VION-DURY ET F. BLANQUET. *Collection Abrégés de Médecine*. 2008, 224 pages.

ÉVALUATION NEUROLOGIQUE DE LA NAISSANCE À 6 ANS, par J. GOSSELIN, C. AMIEL-TISON. Éditions CHU Sainte-Justine. 2e édition, 2007, 208 pages.

LES NERFS CRÂNIENS, par D. DOYON, K. MARSOT-DUPUCH, J.-P. ET AL. FRANCKE. 2e édition, 2006, 304 pages.

NEUROPSYCHOLOGIE, par R. GIL. *Collection Abrégés de Médecine*. 4e édition, 2006, 432 pages.

NEUROPSYCHOLOGIE ET TROUBLES DES APPRENTISSAGES, par M. MAZEAU. 2005, 320 pages.

NEUROLOGIE, par J. CAMBIER, M. MASSON, H. DEHEN. *Collection Abrégés de médecine*. 11e édition, 2004, 576 pages.

NEUROPÉDIATRIE, par G. LYON, P. EVRARD. 2000, 2e édition, 568 pages.

Handicap mental : approche transdiciplinaire

somatique, psychiatrique, psychopédagogique

Claude-André Dessibourg

Spécialiste FMH en neurologie
Professeur titulaire à l'université de Fribourg, Suisse

Préface de

Laurent Schmitt

Chef de service de psychiatrie et de psychologie médicale
CHU de Purpan-Casselardit, Toulouse

ELSEVIER
MASSON

ISBN : 978-2-294-70371-3

Elsevier Masson S.A.S. – 62, rue Camille Desmoulins – 92442 Issy-les-Moulineaux Cedex

Ce dont le monde a le plus besoin, c'est d'éducation.
John-H. Reisner, 1971, co-inventeur du disque compact

ABRÉVIATIONS

ADN	acide désoxyribonucléique
ARN	acide ribonucléique
CAM	céphalées par abus médicamenteux
CIM10	classification internationale des maladies (éd. 10)
CMV	cytomégalovirus
CPK	créatine-phosphokinase
CT	*computer tomography* (scanner)
DSM IV R	*diagnostic and statistical manual of mental disorders* (éd. IV) (révision)
ECG	électrocardiogramme
EEG	électroencéphalogramme
EMG	électromyogramme
GABA	*gamma amino butyric acid*
IMC	infirmité motrice cérébrale
IRM	imagerie par résonance magnétique
IRMf	imagerie par résonance magnétique fonctionnelle
L-dopa	lévodopa
MEG	magnétoencéphalogramme
OMS	Organisation mondiale de la santé
ORL	otho-rhino-laryngologie
PE	potentiels évoqués
PEP	profil éducatif et psychologique (psycho-éducatif)
PET	*positron emission tomography* (TEP)
PLMS	*periodic limb movements during sleep*
QI	quotient intellectuel
SAF	syndrome d'alcoolisation fœtale
SR/CR	*slow release/controlled release* (retard)
TEACCH	*treatment and education of autistic and related communication handicapped children*
TEP	tomographie par émission de protons
THADA	trouble hyperactif avec déficit attentionnel
THC	tétrahydrocannabinol
TOC	trouble obsessionnel compulsif
TSH	hormone thyréostimulante
VIH	virus d'immunodéficience humaine (HIV)

PRÉFACE

Quelques « situations clés » jalonnent et compliquent parfois le suivi des personnes en situation de handicap.

La transition de l'adolescence vers l'âge adulte représente un changement de monde et de perspectives. Cette période s'accompagne dans les familles, de recherche de nouveaux lieux de vie ou d'entrée dans une nouvelle institution. Dans ces temps intermédiaires, chaque professionnel de santé souhaite un bilan structuré de la personne handicapée, un dossier médical complet, des témoignages actualisés émanant de différents corps de métiers. Or, souvent les informations élémentaires manquent; les déficits font plus l'objet de descriptions que les compétences acquises ou restantes. Les capacités à mobiliser des possibilités intactes, des aptitudes relationnelles ou de communication ne sont que peu exploitées. Au fil des évolutions, des progrès et des gains rendus possibles par la maturation cérébrale et psychologique peuvent se manifester. Cette période de transition se marque par l'oubli de bilans antérieurs et une réelle solution de continuité avec la nouvelle prise en charge. Ce moment d'inquiétude et de souci pour les familles et pour les thérapeutes définit une de ces « phases clés ».

La survenue d'un nouveau symptôme constitue une autre de ces situations. Tous ne se situent pas au même rang. L'agitation, l'agressivité, l'incohérence inquiètent souvent plus que l'apathie ou le retrait. Comme l'évoque Claude-André Dessibourg, une attitude purement symptomatique consiste à « décapiter des symptômes » par un traitement dont l'objectif se réduit à la disparition d'un trouble gênant. Mais une autre perspective cherche à inscrire tout nouveau symptôme dans une évaluation plus élaborée, admettant la complexité, intégrant les domaines organiques, somatiques pour se diriger vers une compréhension psychique et des propositions pédagogiques. Ces trois aspects illustrent le triple diagnostic. De façon originale, chaque professionnel de santé est invité à une réflexion dans plusieurs champs. Cette approche peut être individuelle ou rassembler plusieurs compétences au travers de consultations pluridisciplinaires ou de suivi au long cours.

Le terme « triple diagnostic – action » répond à la question « que faire ? ». En effet, patients, familles ou institutions s'interrogent sur le caractère fixé, marmoréen, d'un état clinique. Longtemps, les bilans et les investigations initiales autorisant un diagnostic ont semblé la seule étape réellement importante. À tout moment, l'auteur invite à une réflexion vers une amélioration symptomatique autour de l'humeur ou de l'anxiété, ou bien, il propose une réduction des différents effets secondaires des molécules psychotropes source de tremblements, de rigidité ou de viscosité intellectuelle, ou enfin, grâce à des séances d'orthophonie, de psychomotricité, de rééducation, il relance une dynamique destinée à améliorer l'état clinique des personnes en situation de handicap.

Deux thématiques s'inscrivent avec netteté en filigrane de cet ouvrage.

L'une est réellement novatrice ; elle consiste à réfléchir systématiquement autour de trois niveaux face à une situation de handicap. Les trois approches, neurologique, psychiatrique et psychopédagogique, ne font pas que se compléter, elles s'interrogent l'une l'autre et amènent chaque spécialiste à se poser des questions aux frontières de son domaine, voire en dehors de celui-ci. Ces questions concernent des pathologies qui furent un temps stigmatisées par le terme de débilité, voire de défectologie. Outre le caractère inadmissible de ces appellations, elles apparaissent aujourd'hui d'autant plus rétrogrades que de nouvelles frontières comme l'interpénétration des réseaux neuronaux, la stimulation cérébrale profonde ou le génie génétique se font jour.

L'autre concept majeur définit une éthique de l'exigence de soins. La prise de conscience de nos « inconnaissances » invite à utiliser toutes les armes d'investigation, de soins et de réhabilitation pour des situations cliniques fréquentes, parfois banalisées ou abordées à reculons. L'exigence éthique vise à ne pas se satisfaire d'un diagnostic et d'une approche superficielle mais à tenter d'aller au fond du raisonnement et du soin. Le neurologue peut avoir établi son diagnostic et proposé un traitement tout en méconnaissant des enjeux relationnels, familiaux, des dimensions imaginaires ou des préjugés. Quels néo-rythmes induisent les médicaments anti-parkinsoniens au fil de la journée, quelles modifications de l'image de son corps ou des perceptions de l'espace naissent de la prise d'anxiolytiques ou de sédatifs ? Le psychiatre, s'il limite sa réflexion à la recherche de symptômes anxieux ou dépressifs, aux dimensions relationnelles ou conflictuelles, ne va-t-il pas méconnaître la nécessité d'un traitement antispastique, d'une indication d'un myorelaxant ou de la nécessité de lutter contre un syndrome extrapyramidal ? L'éducateur, le psychomotricien, l'orthophoniste peuvent résumer leurs interventions en un cycle d'actions rééducatives et laisser de côté les causalités neurologiques ou des aspects imaginaires ou symboliques, individuels et familiaux.

Les situations cliniques envisagées dans cet ouvrage représentent des cas concrets, des interrogations fréquentes autour de stratégies de soins ou d'options thérapeutiques. Les changements d'environnement, la question de l'autonomie, l'agressivité de certains patients, la survenue de maladies musculaires, les différentes formes trompeuses de l'épilepsie en représentent des exemples. Certes, pris isolément, tel ou tel aspect est parfois traité, souvent de façon parcellaire, dans les ouvrages de spécialités neurologique, psychiatrique ou de réhabilitation. Le parti pris original vise à intégrer les trois dimensions neurologique, psychiatrique et psychopédagogique, pour proposer une action de soins. Cette action n'est nullement une superposition d'avis spécialisés mais un projet concerné, réfléchi auquel les commentaires situés à la fin de chaque cas donnent une réelle profondeur.

Ce livre s'inscrit dans une réelle perspective psychosomatique à laquelle s'ajoute l'exigence d'une action thérapeutique et d'un progrès. Il apparaît nécessaire certes pour les neurologues et les psychiatres, les invitant chacun à s'ouvrir à un domaine autrefois proche et maintenant plus éloigné, mais il est également indispensable à toutes les professions de santé – rééducateurs, orthophonistes, psychomotriciens, infirmiers, psychologues – confrontées à des personnes en situation de handicap.

Professeur Laurent SCHMITT

TABLE DES MATIÈRES

Partie

1

TRIPLE DIAGNOSTIC-ACTION

1 TRIPLE DIAGNOSTIC

Le concept du *double diagnostic* chez la personne déficiente est apparu à la fin des années quatre-vingt dans la littérature spécialisée. Il s'agissait de formaliser la présence d'éventuels troubles psychiatriques en sus du retard mental. Jusque-là, on admettait que celui-ci « couvrait » les symptômes psychopathologiques classiques. À l'heure actuelle, l'on a donc largement adopté la dichotomie *psychiatrique–psychopédagogique*.

Bien qu'ils ne fussent pas ignorés, les paramètres neurologiques n'apparaissaient guère dans ce double diagnostic, comme s'ils faisaient partie d'un acquis séparé ou d'un monde à part.

Les réflexions ci-après nous conduisent à proposer, pour la personne en situation de handicap, une *triple approche*, à savoir :

– *somatique* (physique), en particulier neurologique ;

– *psychiatrique* pour d'éventuels troubles du comportement, dépressifs, anxieux, psychotiques, etc. ;

– *psychopédagogique,* approche sur laquelle nous reviendrons largement.

L'ordre de ces démarches n'est nullement hiérarchique. Elles se construisent peu à peu et se nourrissent mutuellement.

Le diagnostic (littéralement, *reconnaître parmi*) n'est, par ailleurs, pas qu'un fait cognitif. Son but consiste à être complété, tant que faire se peut, par une action thérapeutique.

DIAGNOSTIC–ACTION NEUROLOGIQUE

La déficience intellectuelle était autrefois confondue avec :

– la psychose infantile, expression qui a malheureusement défini l'autisme pendant de longues années ;

– la démence dont les mécanismes physiopathologiques sont à l'opposé de la déficience : une personne démente est un « riche (d'esprit) » qui s'appauvrit, entre autres, en raison d'une affection dégénérative ou vasculaire, alors qu'une personne déficiente a une pauvreté constitutionnelle associée ou non à des handicaps physiques ;

– d'autres maladies telles une luès (syphilis) tertiaire, une sclérose en plaques ou une tumeur cérébrale ;

– des états post-traumatiques comprenant des lésions du système nerveux central ;

– mais également, en des temps plus éloignés, avec d'autres états psychiatriques (les troubles maniaques, la « mélancholie »), avec l'épilepsie (le Grand Mal par excellence : le *mal*in ou le diable), voire pêle-mêle avec toutes sortes de « pauvres et de *mal*andrins » exclus de la société.

Remarquons au passage l'évolution d'une terminologie qui n'a cessé de muter en fonction de l'ostracisme imposé à ces personnes – idiot, débile, crétin, arriéré (autant de mots, autant d'injures !) – pour aboutir progressivement aux notions de handicapé, de personne handicapée, en situation de handicap ou de personne déficiente intellectuelle. Gageons que ces expressions vont encore changer au fur et à mesure de la connotation négative que d'aucuns ne manqueront pas de leur attribuer et d'une nécessaire fuite en avant étymologique afin que ces personnes reçoivent la reconnaissance et le respect qui leur sont dûs.

1

PRÉVALENCE DE LA DÉFICIENCE INTELLECTUELLE

D'un autre côté, malgré les développements des neurosciences et de la médecine, en particulier de l'obstétrique et de la pédiatrie, l'on assiste à une stagnation, voire à une augmentation de l'incidence des handicaps mentaux qui touchent globalement 2 % des individus dans nos sociétés. Tout d'abord, force est de constater qu'une meilleure identification des problèmes n'est pas étrangère aux statistiques. D'autres états de la condition humaine, jusqu'ici méconnus, rejoignent les cohortes de ce que l'on appelle aujourd'hui globalement le handicap (notion qui, malgré tout, ne recouvre pas tout à fait celle de la déficience : un enfant surdoué mais hyperactif a un handicap scolaire mais n'est pas déficient). Pour exemples, le Xfragile, probablement aussi fréquent que la trisomie 21 et le syndrome d'alcoolisation fœtale (SAF) dont la prévalence est sous-estimée. Sans parler d'autres stigmates tels le trouble attentionnel avec ou sans hyperactivité et la dyslexie, d'apparence moins graves mais qui peuvent faire échouer une scolarité et changer un cap socioprofessionnel.

Par ailleurs, la grande prématurité (d'enfants jusqu'ici souvent voués à une mort inéluctable, avec toutefois 40 % de séquelles neurologiques en cas de naissance en dessous de 26 semaines), l'âge des femmes enceintes (diminution des *performances obstétricales* et nette augmentation des risques, en particulier pour la trisomie 21 dès 35 ans), les infections, les toxicomanies et la polymédication ainsi que certaines carences alimentaires, en particulier pendant la grossesse, peuvent constituer, entre autres, des facteurs de handicaps. La détresse socioéconomique, que ce soit dans les grandes banlieues ou dans les pays émergents, joue également un rôle significatif à maints égards, comme on le verra plus loin.

Il est certain que les centres hospitaliers et les pédiatres appliquent un grand nombre de technologies et de savoir-faire dans le diagnostic sans cesse plus précis des personnes déficientes. Les soins précoces et les dépistages systématiques chez le nouveau-né ainsi que les interventions ciblées dès l'apparition de symptômes suspects ont fait chuter la mortalité et la morbidité infantiles.

SUIVI DYNAMIQUE

S'il est indéniable que ces prises en charge ont fait d'énormes progrès, il est toutefois incertain que le suivi ambulatoire de ces patients soit toujours optimal à long terme et ce, en particulier à l'*âge adulte* ou à la *sénescence*.

Le diagnostic médical, tout spécialement chez la personne handicapée, ne doit en effet pas être confiné à une période donnée, en l'occurrence néonatale ou infantile. Il faut tout d'abord noter que beaucoup d'enfants déficients n'ont pas eu une gestation et une naissance particulières et que le diagnostic se fait souvent plus tard, quand le retard de développement est constaté (Arthuis, 1998 [1]). Un *suivi* diagnostique et thérapeutique est nécessaire, de même que des réévaluations périodiques. Ceci non seulement au cours de la croissance, mais également tout au long de la vie. Les paramètres de la maturation et du vieillissement ont leurs propres caractéristiques dans le domaine du polyhandicap ou d'autres déficiences mentales (Braun, 2000 [15]).

Or, nos connaissances changent rapidement. Elles ont davantage augmenté ces cinquante dernières années que pendant les cinquante siècles qui nous ont précédés. Les nouvelles technologies nous aident à mieux comprendre, par exemple, la plasticité cérébrale ; d'une conception de perte cellulaire permanente dès la naissance, l'on est passé à une vision de réorganisation de réseaux neuronaux en prise directe avec les stimulations (en l'occurrence pédagogiques).

La résonance magnétique fonctionnelle (IRMf) permet de visualiser en temps réel, *in vivo* et de manière non invasive, le fonctionnement des aires cérébrales ; la neuropharmacologie étudie la captation et l'évolution des neurotransmetteurs ; la spectroscopie-IRM montre la composition chimicophysique des structures cérébrales. Une collaboration entre neuroradiologues, pédiatres, généticiens (Müller, 2005 [93]), psychiatres, biologistes, psychologues du développement, pédagogues spécialisés et neurologues d'adultes s'avère plus que jamais nécessaire.

Pour ne pas compliquer les choses à l'envi, les autres diagnostics médicaux (orthopédique, ophtalmologique, oto-rhino-laryngologique, génétique, etc.) sont ici intégrés au pôle neurologique, étant donné que ce dernier est généralement au premier plan chez ces patients.

ADULTES DÉFICIENTS LAISSÉS POUR COMPTE

Force est de constater que la déficience n'a, jusqu'ici, guère fait partie du cursus neurologique traditionnel : pour preuve, le peu de formations *ad hoc* dans les services de neurologie pour adultes. L'on mentionne également l'absence de ce thème dans les congrès de cette discipline qui a pourtant un développement extraordinaire.

La tranche d'âge enfance–adolescence est dévolue aux neuropédiatres. Ceux-ci sont malheureusement si rares, qu'on peut les compter sur les doigts de la main dans certains pays pourtant dotés d'une forte densité médicale. Certains bassins de populations de 250 000 habitants n'ont, en effet, aucun spécialiste de ce type à disposition, que ce soit en Europe occidentale ou aux États-Unis.

Le médecin consultant, dans certaines institutions hébergeant des patients de tous âges, a le plus souvent une formation de pédiatre ou de généraliste. La neuroréhabilitation des personnes handicapées mentales adultes semble être un domaine jusqu'ici laissé pour compte par la médecine. Ce suivi très stimulant exige des connaissances multidisciplinaires de la part des uns et des autres, y compris pour ce qui est de l'évolution post-pédiatrique (Dessibourg, 2005 [37]).

À titre d'exemple, l'on assiste avec une certaine fatalité à la démentification précoce des personnes atteintes du syndrome (ensemble de symptômes) de Down. Le chromosome 21, alors triplement exprimé, joue probablement un rôle dans cette maladie de type Alzheimer. L'on estime qu'à l'âge de 40 ans, bien qu'ils ne développent pas tous une expression clinique, presque tous les adultes avec un syndrome de Down ont des paramètres neuropathologiques de cette affection dégénérative (Head, 2004 [60]). Rappelons par ailleurs que celle-ci constitue un problème de santé publique majeur pour la population générale (200 000 nouvelles personnes/an en France).

On peut évoquer ici une autre situation parmi tant d'autres. Des recherches publiées dès 2001 ont montré que le Xfragile « pouvait être non seulement une cause très fréquente du retard mental mais également l'origine de plusieurs affections tardives, en particulier une ataxie (instabilité à la marche) et des tremblements intentionnels. D'autres caractéristiques incluent des anomalies neuropsychiques subséquentes, un parkinsonisme, une dysfonction du système nerveux autonome et une neuropathie périphérique. La neuroradiologie met alors en évidence des anomalies de la substance blanche autour des ventricules cérébraux, dans les zones sous-corticales et dans le tronc cérébral, lésions qui sont confirmées par la neuropathologie » (Jacquemont, 2006 [65]).

Ces découvertes sont très intéressantes et montrent un continuum entre un syndrome jusqu'ici classé en neuropédiatrie et des maladies dégénératives. À l'inverse, elles donnent des pistes quant à l'origine génétique de certains troubles de la marche et tremblements observés dans la population générale, qu'ils soient associés ou non à une discrète déficience intellectuelle.

DIAGNOSTIC-ACTION PSYCHIATRIQUE

La présence de troubles psychiques chez nombre de personnes en situation de handicap est très significative. Emerson (2003 [44]) « a réalisé une étude en Grande-Bretagne auprès de 10 438 enfants âgés de 5 à 15 ans en utilisant l'ICD-10 (classification internationale des troubles mentaux et des troubles du comportement). Le chercheur a identifié 264 enfants ayant une déficience intellectuelle, soit 2,6 % de ce collectif. La prévalence globale des troubles psychiatriques diagnostiqués chez les enfants et les adolescents déficients était égale à 39 % contre 8 % dans le reste de la population » (Dessibourg et Lambert, 2007 [40] : *cf.* chapitre *L'utilisation des psychotropes*).

EMPLOI FRÉQUENT DES PSYCHOTROPES

Les médecins consultants, notamment les psychiatres, sont très souvent sollicités pour des prescriptions médicamenteuses, quel que soit l'âge des patients. McGillivray et McCabe (2004) [90] « se sont intéressés à l'utilisation des psychotropes pour réduire la présence des comportements-défis chez 875 adultes. On a dénombré 1316 médicaments, appartenant à 58 différents psychotropes. (...) Lott *et al.* ont entrepris une analyse longitudinale d'une durée de 17 mois auprès de 4792 adultes ; (...) 60 % des personnes ont reçu au moins deux médicaments psychoactifs, 36 % en ont reçu au moins trois » (Dessibourg et Lambert, 2007 [40]).

En d'autres termes, l'emploi de molécules à but psychiatrique est massif, ce qui n'est pas un phénomène nouveau, puisqu'en particulier les neuroleptiques sont largement utilisés dans les troubles du comportement depuis un demi-siècle environ. Dire que la coexistence des mesures psychopédagogiques et des psychotropes existe de manière intime est donc une évidence. Toujours est-il qu'il s'agit d'une relation délicate en raison de deux facteurs principaux :

– les *symptômes* (subjectifs) sont peu ou pas verbalisés par la personne en situation de handicap, laquelle s'exprime souvent de manière différente, avec ses propres mots et son langage gestuel (Gremaud, 1988 [57]). À titre d'exemple, une anxiété ou un trouble dépressif peuvent se traduire par un comportement-défi, ce que d'aucuns interpréteront comme un élément psychotique qui peut être « traité » par un neuroleptique, en lieu et place de mesures psychothérapeutiques, sociales ou environnementales. Notons malgré tout que cette dernière attitude n'exclut pas, par ailleurs, un complément médicamenteux, sous forme d'un anxiolytique pour une durée limitée ou d'un antidépresseur à doses mesurées ;

– les *signes* (objectifs) de troubles comportementaux sont extrêmement divers, tant le nombre de syndromes est grand (on les compte actuellement par centaines, *cf.* www.orfanet.fr) et tant les phénotypes (aspects cliniques) sont variés. Il n'est donc pas du tout aisé pour les professionnels de dégager une véritable sémiologie adaptée au domaine éminemment complexe de la déficience intellectuelle, ce d'autant que symptômes et signes varient bien entendu tout au long de la vie du patient. Son milieu de vie et d'autres paramètres psychosociaux se modifient également, ce qui joue un rôle non négligeable.

PRISE EN CHARGE GLOBALE

Il est clair que psychiatrie ne rime pas avec médication. La psychothérapie butte néanmoins sur des :

– paramètres pratiques (capacités introspectives et, comme nous l'avons vu, expressives de la personne, concentration, autres handicaps sensoriels et moteurs) ;

– interférences éventuelles avec l'équipe psychopédagogique procurant déjà un soutien ;

– considérations éthiques (consentement, compréhension de la démarche, paramètres familiaux).

La tentation est donc grande de traiter superficiellement un signe perturbateur par des sédatifs puissants, afin de *l'éteindre*. On aboutit, le cas échéant, à l'accumulation des psychotropes, lesquels sont souvent mis *en réserve*, au bon jugement de personnels ayant parfois à leur disposition ni diagnostic précis, ni formation pharmacologique.

Si l'idée d'un *double diagnostic* (psychiatrique–psychopédagogique) est accepté dans les têtes, il n'est pas sûr que son application soit passée dans les mœurs. La psychiatrie de la déficience intellectuelle n'en est encore qu'à ses débuts. En général et dans la déficience en particulier, nous en savons très peu à propos des mécanismes physiopathologiques de l'autisme, des syndromes chromosomiques, génétiques ou malformatifs et quant à l'action précise des molécules psychoactives. Les personnes handicapées ont en effet des réactions atypiques et des effets secondaires déconcertants qui se surajoutent à leurs déficits. Tel patient présente une agitation paradoxale sous benzodiazépines, tel autre une fatigue majeure avec les doses filées d'un neuroleptique ou une agitation extrême au premier comprimé de méthylphénidate (Ritaline®). La très vaste majorité des études se limite à un petit nombre d'individus, à des groupes hétérogènes étudiés sans population contrôle et sur une durée limitée. Il en résulte des données le plus souvent aléatoires et non significatives (Dessibourg, 2006 [38]). Ces difficultés à sérier les éléments psychiatriques d'une part et les paramètres psychopédagogiques d'autre part saturent l'esprit de certains.

COMPLÉMENTARITÉ NEUROLOGIE–PSYCHIATRIE

Pourtant, le vécu des personnes en situation de handicap pousse à intégrer dans ce binôme la dimension somatique. Classiquement, le neurologue s'occupe davantage de lésions, de neurotransmetteurs, de médicaments, en d'autres termes de *hardware*. Le psychiatre est particulièrement attentif au vécu, au comportement, à ce que l'on appelle dans la littérature anglo-saxonne, le *software*. Or, ces deux spécialités sont sœurs jumelles. Les phénomènes biologiques et psychiques ont des intrications à la fois multiples et intimes dans un même cerveau humain. D'aucuns pourraient arguer que l'on enfonce ici des portes ouvertes : le patient déficient n'a-t-il pas été investigué et traité *lege artis* à la naissance, puis suivi par un pédiatre et un pédopsychiatre ? Il bénéficie par la suite de soins ambulatoires ou institutionnels de manière ponctuelle. La médecine a pu (ou n'a pas pu) donner un diagnostic, lequel figure dans un dossier peu ou pas accessible. Alors qu'il s'agit d'un travail d'équipe dont *tous* les membres sont liés par le secret professionnel. Que faire d'autre ? se dit-on. Très souvent, il n'y a pas de traitement causal et le quotidien est géré de manière symptomatique (état fébrile, insomnies, agitation, constipation).

Cette attitude, si elle semble frappée du bon sens, est toutefois, à notre avis, aussi étroite que celle consistant à ne *décapiter* que les signes émergents d'une souffrance psychiatrique. À maints égards, elle est dépassée, voire fausse.

Il est vrai tout d'abord que la majorité des handicaps constitués n'ont, à l'heure actuelle, pas de traitement étiologique. Cette assertion sera vraisemblablement modifiée dans les années à venir, grâce aux recherches biotechnologiques (cellules souches, substitutions enzymatiques, médicaments-ARN [acide ribonucléique] interférant avec un gène surexprimé, etc.).

UTILITÉ D'UN DIAGNOSTIC PRÉCIS

En réalité, un diagnostic le plus précis possible pour chaque handicap n'est jamais vain. Les parents sont eux-mêmes souvent demandeurs pour comprendre la situation et, dans une certaine mesure, le pronostic. Informés par des médias multiples, ils veulent être sûrs qu'aucune solution thérapeutique n'a été négligée. Or, les possibilités cliniques progressent. Père et mère ont également le désir bien légitime de vouloir organiser leur avenir et, avant tout, celui de leur enfant et de leur descendance, ce qui peut aboutir, le cas échéant, à un conseil génétique. Expliquer, c'est aussi rassurer ; par exemple, tel déficit n'est pas dû à un manque d'oxygène à la naissance, en d'autres termes, aux *mauvaises performances obstétricales de la mère*, mais bien à une mutation ou un réarrangement chromosomique dont les parents ne sont nullement responsables.

Au-delà de ces considérations préalables, entrons dans une situation clinique, celle des troubles envahissants du développement. On sait qu'à l'instar du syndrome d'Angelman et de certains polyhandicaps, 75 à 89 % des personnes autistes ont des examens électrophysiologiques (EEG, etc.) pathologiques :

– 30 % ont des crises convulsives facilement reconnaissables ;

– 30 % des crises partielles (par exemple sensitives ou sensorielles), voire partielles complexes (qui peuvent mimer un trouble psychiatrique) ;

– 30 % des situations restantes ont peut-être une relation avec le comportement.

Ces deux derniers tiers sont difficiles à identifier par un observateur. Toujours est-il qu'ils répondent, en partie du moins, à des antiépileptiques, non seulement d'un point de vue comitial, mais également sur le plan de l'humeur. On sait en effet que le valproate, la lamotrigine ou le topiramate ont non seulement des vertus antiépileptiques, mais également des actions stabilisatrices sur la dualité manie–dépression. Les antiépileptiques, au contraire des neuroleptiques et de certains antidépresseurs, sont généralement mieux supportés par les personnes intellectuellement déficientes (Barrett, 1988 [6]). Sans que leurs indications ne se superposent à d'autres médicaments neurotropes, leurs actions, en sus de l'épilepsie, sont intéressantes et très certainement sous-estimées dans la pratique quotidienne (Dessibourg, 2007 [39]).

SURMÉDICATION

Une surmédication sans diagnostic pertinent conduit toutefois à une perte de vigilance avec ses corollaires sur l'apprentissage et la cognition, ce qui interfère avec l'éducation dans son ensemble. En effet, qui n'a pas rencontré des personnes handicapées assujetties à un cocktail médicamenteux comportant une trithérapie anticomitiale injustifiée, parfois associée à des neuroleptiques ? Ces derniers induisant eux-mêmes, en un cercle vicieux infernal, un abaissement du seuil épileptogène (Cunningham, 1999 [31]). Quoiqu'utiles dans certaines circonstances, les benzodiazépines (anxiolytiques) et d'autres tranquillisants entraînent fréquemment une perturbation du niveau attentionnel et potentialisent des troubles de la marche.

Pour être objectif, il faut néanmoins mentionner le fait qu'une certaine sédation est parfois le prix à payer pour éviter des situations catastrophiques, tels des états de mal potentiellement létaux ou des bouffées psychotiques avec agitation massive et automutilation. Les institutions et les proches eux-mêmes ont occasionnellement des demandes instantes pour des médications, sans quoi leur propre fonctionnement pour le bien du patient (mot qui vient du latin *patere* = souffrir) devient impossible.

Certes, on parle ici avant tout de psychiatrie biologique et de pharmacothérapie du comportement. Cela n'enlève rien au fait qu'il est utile et nécessaire de bâtir une réelle sémiologie psychiatrique de la déficience. Chaque syndrome a, en effet, ses caractéristiques propres. On a trop longtemps sur-stimulé les personnes autistes, cru que le syndrome de Down était homogène, alors que le quotient intellectuel va du simple au double dans cette population. On a trop longtemps méconnu les troubles du sommeil du syndrome d'Angelman, occulté la créativité d'une jeune fille atteinte d'un Williams ou l'oralité d'un jeune homme ayant un Prader-Willi.

Des somatisations excessives chez une personne présentant un syndrome d'Asperger sont-elles une tentative singulière de communication ? Pourquoi les patients déficients ont-ils apparemment de manière assez fréquente une « personnalité » limite *(borderline)* ? Quelles sont les relations entre les troubles de la communication d'un autisme et une phobie sociale ? Comment détecter précocement une maladie d'Alzheimer chez une personne trisomique ?

Y a-t-il un moyen de sélectionner des sous-groupes d'enfants déficients, apparemment hyperactifs et qui pourraient mieux répondre au méthylphénidate (Ritaline®) que leurs pairs ? Que sait-on des phénomènes automutilatoires chez un individu souffrant d'épilepsie ? Quelle est la frontière entre des crises partielles complexes et des hallucinations ? Que répondre face au questionnement sexuel d'une adolescente ayant un syndrome de Turner et au désarroi affectif d'un jeune souffrant d'un Klinefelter ? Force est de constater que les points d'interrogation sont légions et que nous ne sommes qu'à l'aube d'une ère nouvelle.

COMMUNIQUER

Qui dit psychiatrie, dit communication. Il est souvent illusoire d'établir un lien de qualité avec la personne déficiente sans l'aide de ses proches qui la connaissent depuis sa naissance et sans synergie avec les éducateurs spécialisés qui accompagnent ses faits et gestes au quotidien. À l'instar du pédopsychiatre qui utilise parfois davantage le dessin et le jeu que les mots, des stratégies spécifiques doivent être utilisées. Pictogrammes, supports, moyens augmentatifs ainsi que différentes formes de relaxation, jeux de rôles ou expressions artistiques vont dans ce sens. Imagination et création doivent être au premier plan.

Ces méthodes ne peuvent toutefois s'affranchir d'une validation cartésienne et ne sauraient une fois de plus prendre racine sans une collaboration étroite entre le pédagogue et le spécialiste de la *psyché*.

En toutes circonstances, le mot d'ordre est de rester vigilant. Des cris sont-ils l'expression d'une anxiété, d'un trouble dépressif ou d'une désinhibition frontale ? Sont-ils inhérents à une composante psychotique ? Font-ils partie d'une pathologie épileptique complexe ou sont-ils secondaires à un conflit larvé avec un pair ? Ont-ils pour origine une escarre méconnue, une mycose du petit bassin, une fracture lente, une scoliose décompensée ou tout simplement une constipation opiniâtre ?

Nous avons en effet été en présence de troubles du comportement d'allure non spécifique, mais dont les origines étaient éminemment dissemblables. Ainsi, la psychiatrie de la déficience, qu'elle s'applique à des enfants ou des adultes, trempe parfois, pour ne pas dire souvent, ses racines dans d'autres disciplines.

PSYCHOTROPES ET RECHERCHE

Avant de clore provisoirement ce débat, évoquons brièvement les outils pharmacologiques mis à disposition des psychiatres.

Disons-le tout de go, l'industrie pharmaceutique, à l'instar de ce qui concerne la pédiatrie dans son ensemble, les femmes enceintes ou les personnes âgées, semble se désintéresser des personnes handicapées. Les études disponibles au sujet des enfants et des adultes en situation de handicap sont, pour le moins, portion congrue. Ces groupes de populations sont à première vue trop restreints, inhomogènes, difficiles à investiguer et n'intéressent apparemment pas les objectifs commerciaux de laboratoires régis par les impératifs du marketing.

Il faut en conséquence susciter des investigations ciblées concernant certains antidépresseurs, anxiolytiques, antipsychotiques ou médicaments issus de la biotechnologie chez des personnes ayant un même diagnostic et qui seront stratifiées en cohortes comparables; ce, avec des objectifs quantifiables, des protocoles validés, des groupes contrôles, des études multicentriques et des analyses indépendantes. L'on se rend vite compte des difficultés et des coûts que rencontrent de telles recherches :

– recrutement de sujets souffrant de maladies relativement rares, voire orphelines ayant elles-mêmes des expressions (phénotypes) multiples ;

– aspect délicat du consentement personnel, parental et institutionnel ;

– interprétation de données statistiquement significatives sans ingérence des laboratoires pharmaceutiques ;

– publication obligatoire des protocoles et des résultats, même si ces derniers sont défavorables.

Cette complexité n'est pas une raison péremptoire pour renoncer à toute investigation, qu'elle soit en milieux universitaires, en institutions ou en collaboration avec l'industrie, pour autant que les règles d'une telle synergie soient clairement établies et confirmées par des comités d'éthique indépendants.

DIAGNOSTIC–ACTION PSYCHOPÉDAGOGIQUE

C'est un domaine où les recherches à propos de la déficience ont également été très riches ces dernières années, tant dans les domaines de l'évaluation que de l'intervention précoce (Lanners *et al.*, 2002 [78]), du partenariat avec la personne et sa famille que de l'approche écosystémique. Une interdisciplinarité encore accrue entre la médecine (dans le sens large du terme), la psychologie et les sciences de l'éducation donnera sans doute, dans l'avenir, des résultats encore plus féconds.

VUE D'ENSEMBLE

La pédagogie spécialisée (également appelée *curative*) a une approche multidimensionnelle. Au-delà des quotients d'intelligence (QI) incluant la notion d'adaptation (QI social), d'autres tests psychométriques ainsi que des profils psycho-éducatifs (PEP) apportent une contribution précieuse. On insiste particulièrement sur une *vue d'ensemble* du sujet *dans son milieu* ; il faut ici mentionner les études concernant l'insertion active des personnes handicapées dans nos sociétés, leurs compétences (et non seulement leurs déficits), leur environnement familial et leur interaction avec les institutions (Gaillard, 1999 [50]).

Il est bien entendu que la médecine s'occupe, de longue date, de tenants et aboutissants sociofamiliaux, d'épidémiologie et de prévention ayant pour témoins l'approche multifactorielle de la psychiatrie systémique, les statistiques et mesures contre les maladies infectieuses ou dégénératives, les analyses des facteurs de risques cardiovasculaires, les registres des cancers, les ligues de prévention contre la tuberculose, l'obésité, l'alcoolisme et les toxicomanies, sans parler des vaccins ou d'autres mesures de santé publique.

INTERVENTIONS SPÉCIALISÉES

La pédagogie spécialisée, elle, s'imprègne des sciences de l'éducation, développe des stratégies éducatives propres aux handicaps, analyse de manière particulièrement pertinente les relations entre la déficience et son milieu, contribue à détecter nombre de phénomènes observables lors d'une prise en charge scolaire :

– troubles attentionnels ;
– dyslexie ;
– absences du Petit Mal.

Elle propose des interventions précoces auprès de familles ayant un enfant handicapé, les soutient face au diagnostic, met en place un réseau d'aides informelles, active l'assistance sociale et essaie conjointement d'aplanir certains problèmes assécurologiques. À l'autre bout de la vie, elle assiste la personne handicapée entrant en sénescence et met en perspective les différentes problématiques du deuil.

La pédagogie spécialisée coordonne les consultations auprès de disciplines médicales et paramédicales, définit les besoins et met en œuvre les téléthèses et moyens augmentatifs, collabore avec les ergo-, kiné-, musico- et psychothérapeutes ainsi qu'avec les soins infirmiers. En un mot, elle assure le suivi longitudinal de la personne (multi)déficiente.

Par son appellation « curative » (dans le sens de *soigner*) fréquemment employée dans des milieux germaniques *(Heilpädagogik)* ou francophones, cette pédagogie s'inspire en partie de la médecine, tout spécialement de la neurologie et de la psychiatrie, comme on le voit à maintes reprises dans les situations cliniques qui suivent.

Cette liste d'actions n'est évidemment pas limitative et ne reflète que partiellement les multiples facettes d'une discipline se situant à la synapse des sciences humaines et sociales. Elle s'occupe bien entendu d'apprentissages – à savoir de stratégies visant à la cognition chez des personnes ayant des besoins spéciaux *(« with special needs »*, selon l'appellation anglo-saxonne actuellement en vigueur) –, mais également de comportements et d'aspects affectifs.

Les paramètres relationnels de ces personnes déficientes avec leur famille et leurs pairs, ainsi que leur fonctionnement dans la société, via des structures institutionnelles fixes ou ambulatoires, où une intégration peut souvent se faire grâce à divers soutiens pédagogiques dans les classes normales, sont au centre de son action. Enfin, comme on le verra plus loin et à l'instar d'autres disciplines, une réflexion éthique fait partie intégrante de son mode de pensée.

Prenons ici brièvement, parmi une foule d'exemples possibles, quatre situations où la pédagogie spécialisée apporte sa contribution, tant au niveau de la détection–diagnostic que sur le plan du soutien.

Négligence parentale

Éthier (1992) [45] la définit comme « l'échec chronique du parent à répondre aux divers besoins de son enfant quant à la santé, l'hygiène, la protection, l'éducation ou la vie émotionnelle ». Pour appréhender l'importance du problème, citons l'étude de Klein (2002) [70] qui estime « qu'en Allemagne, plus de cinquante mille enfants souffrent de négligence parentale ». Au fil du temps, ce qui était une maltraitance passive devient parfois active. Dans leur monographie, Lalière, Piret, Scohy et Lambert (2004) [73] donnent, entre autres, les informations suivantes :

« Les estimations sont vraisemblablement en dessous de la réalité. En effet, la négligence est difficile à détecter chez les très jeunes enfants, surtout lorsque ceux-ci restent dans leurs familles et ne sont pas en contact avec d'autres adultes, par exemple dans les crèches ou les écoles maternelles. (...)

À l'âge scolaire, durant l'adolescence et l'âge adulte, les différentes recherches mettent en évidence les effets suivants : des troubles relationnels durables avec un manque de formation de liens d'attachement, des retards cognitifs, notamment dans le domaine scolaire, des problèmes émotionnels, des troubles du comportement et la répétition de la négligence sur ses propres enfants. (...)

Les profils de risque sont cumulatifs.

En résumé, d'après Schone *et al.* (1992) [107], on souligne "*chez l'enfant :* des malformations, des séquelles physiques et intellectuelles, des comportements déviants ; *chez l'adulte :* une histoire personnelle de mauvais traitements, une incompétence éducative, une méconnaissance des soins, une toxico-dépendance, une impulsivité, une dépression maternelle ; *dans la famille :* la pauvreté, le chômage, un isolement social, des conflits conjugaux, etc. L'intervention doit agir à tous les niveaux de l'écosystème. (...) La négligence et la maltraitance parentales sont des enjeux de l'action sociosanitaire. (...) Elles sont le lieu de convergence de nombreux facteurs responsables de l'exclusion dans laquelle se trouvent les familles. De manière synthétique, le caractère paradoxal de cette problématique réside dans le fait que les interventions psychopédagogiques sont individuelles, alors qu'elles s'inscrivent dans un contexte bien plus large : celui d'un système social encore semi-efficient et qui devrait comporter un droit au travail, au logement, à la famille et à la formation".

On voit à l'évidence que ces vues d'une politique sociale cohérente débordent largement des limites de la médecine, celle-ci se concentrant principalement sur le diagnostic physique et psychique, ainsi que sur la relation patient–thérapeute.

Contrairement aux idées reçues, la négligence parentale peut s'accentuer ou même ne survenir que tardivement chez une personne déficiente. On pense à la fragilisation du milieu par la maladie ou la perte d'un parent ou de l'un des grands-parents, le placement chez un collatéral, un divorce mal vécu, l'appauvrissement économique. Tel enfant bien entouré voit peu à peu son entourage s'effilocher pour aboutir, à l'âge de 35 ans, à une solitude, à un désarroi, voire à un manque de soins ou d'affection. Cette négligence aux composantes psychiques et sociologiques multiples s'inscrit ainsi le plus souvent non pas dans un contexte de psychopathie parentale mais plutôt de souffrance et d'indigence socioculturelle.

En présence ou en l'absence d'une demande spontanée d'aide, le pédagogue spécialisé peut contribuer, en collaboration avec un service de protection de l'enfance, à rétablir, tant que faire se peut, un équilibre familial précaire, une scolarité et un développement personnel les plus harmonieux possibles. »

La pédagogie spécialisée met donc en exergue une vision globale de la personne dans son écosystème. Elle se penche sur son développement psychosocial, non seulement pendant l'enfance et l'adolescence, mais encore durant l'âge adulte. Elle emprunte des paramètres à la sociologie mais reste, malgré tout, centrée sur une écologie de la personne.

Trouble hyperactif et déficit attentionnel (THADA)

Une autre situation, à la fois simple et fréquente et pour laquelle il existe une clé thérapeutique, le méthylphénidate (Ritaline®, Concerta®), est celle du THADA, le trouble d'hyperactivité avec déficit de l'attention.

Ce syndrome (détaillé chez Cyril et Joachim, *cf.* partie 2, chapitre 4), également désigné sous l'acronyme TDAH (ou ADHD dans la littérature anglo-saxonne) est caractérisé par une activité psychomotrice excessive (HKD – *hyperkinetic disorder*) et/ou des troubles attentionnels (ADD – *attention deficit disorder*, ce dernier étant parfois isolé, notamment chez la fille). Ce dysfonctionnement dopaminergique (mais également noradrénergique), d'origine incertaine, a une expression dans les lobes frontaux et une composante familiale. Il ne doit pas être confondu avec un syndrome des jambes sans repos (impatiences ou *restless legs*). Cette autre dysrégulation de la dopamine peut également survenir chez le jeune. Elle constitue toutefois une entité distincte.

Le déficit attentionnel, avec ou sans hyperactivité, est parfois associé à des problèmes émotionnels ou bipolaires, à des troubles des conduites ou de l'apprentissage, à des tics ou à des abus de substances (Taylor *et al.*, 2004 [118]). Il survient également comme comorbidité à d'autres syndromes de déficience intellectuelle tels l'autisme, l'hydrocéphalie, le Xfragile. Dans la vaste majorité des cas toutefois, il est observé chez des enfants sans aucun déficit, voire atteints de surdouance.

D'un point de vue pédagogique, il convient de prévoir une observation des facteurs relationnels, une structuration des activités de l'enfant, des stratégies d'apprentissage basées sur la thérapie cognitivo-comportementale, une promotion des activités individuelles ainsi qu'un soutien psychologique.

Insistons sur le fait « qu'un lien d'attachement placé sous le signe de la qualité et de la continuité avec la personne pourvoyeuse de soins amène la création d'une base de sécurité affective et de réconfort chez l'enfant. (...) Se sachant aimé, il est libre d'apprendre » (Sauvé, 2007 [106]).

Face à l'adolescent, les psychopédagogues insistent sur ses besoins d'identité et d'intimité. L'hyperkinésie diminue mais les troubles attentionnels et l'impulsivité court-circuitent souvent le cursus scolaire et les relations avec autrui. On constate une immaturité affective, un besoin de consolider l'image de soi, une alternance « soif d'écoute–revendication d'autonomie ». Il faut laisser une certaine place à l'erreur, valoriser ses attentes, maintenir le contact, l'aider à gérer ses conflits et nourrir sa confiance en soi.

Si le THADA survient en principe avant l'âge de 7 ans, il est clair que, dans nombre de cas, le diagnostic n'est souvent posé que plus tard, après de nombreux échecs. De manière très intéressante, l'on voit par ailleurs, l'émergence actuelle d'un concept de THADA résiduel chez des adultes ayant un comportement impulsif. Les troubles maniaques, ceux de l'adaptation, une personnalité narcissique, etc. entrent alors dans le diagnostic différentiel.

Les réactions parfois atypiques et paradoxales de la Ritaline® chez des personnes déficientes font également l'objet d'une concertation étroite. En effet, le méthylphénidate n'est en général pas aussi franchement efficace chez ces patients que chez des enfants réputés normaux. En d'autres termes, le médecin dans son cabinet ou le psychiatre consultant dépend étroitement d'une collaboration éclairée des parents et du pédagogue pour observer l'efficacité ou les effets secondaires de cette molécule.

Révélation d'un handicap

Au départ, il s'agit en principe d'un acte médical. Si la situation est parfois claire, comme celle d'une trisomie 21, elle se présente, le plus souvent, sous la forme d'une quête diagnostique. Celle-ci se fait à partir de signes non spécifiques tels une hypotonie, un retard de la marche ou du langage, une acquisition cognitive incomplète pour l'âge, etc. Les parents inquiets consultent plusieurs spécialistes, les différents tests prennent des semaines, si ce n'est des années.

Poehlmann *et al.* (2005) [101] ont mis en évidence un processus de résilience différent dans les familles ayant un enfant trisomique par rapport à celles où se trouve un jeune, affecté par un Xfragile tardivement diagnostiqué. Une intervention précoce de pédagogie spécialisée est parfois engagée avant même les conclusions médicales. Ces dernières sont d'ailleurs parfois incomplètes, compte tenu de nos connaissances actuelles. Des questions difficiles comme « mais d'où vient l'autisme de ma fille ? » surgissent, auxquelles des réponses incomplètes ne peuvent être que données. Les parents vont souvent passer par les stades décrits déjà en 1972 par Kübler-Ross [72] :

– la négation ;

– la détresse–dépression ;

– l'adaptation à la différence ;

– enfin, l'acceptation de la situation.

Certain, pour nombre de raisons personnelles, peuvent se figer sur l'une des marches de la résilience. D'autres se réfugient dans des explications incongrues ou sollicitent toutes sortes de gestes magiques de la part de médecines parallèles qui n'ont de médical que le nom. D'autres encore intègrent ce *deuil de la « normalité »* de manière merveilleuse. L'un d'entre eux nous disait : « ma fille a la chance d'avoir un syndrome de Williams » ; devant nous en effet évoluait une adolescente souriante et heureuse de vivre.

Une prise en charge *extra-muros* au long cours, par un éducateur référent (collaborant avec le pédiatre, le généraliste ou le neurologue traitant) est très appréciée. Le pédagogue spécialisé identifie les facteurs de risques familiaux dans les processus d'adaptation *(coping)*. Il évalue le stress de ce microcosme et ses stratégies de communication, tente d'aplanir des difficultés administratives, valorise le conjoint, les pairs, les groupes de support parents–parents ainsi que les ressources formelles et informelles. Cela, pour une socialisation et une scolarisation les plus adaptées et les plus « normales » possibles. Une part de l'accompagnement thérapeutique est donnée par le (pédo)psychiatre. Toujours est-il que les supports éducationnels et psychosociaux sont avant tout fournis par les structures psychopédagogiques.

Sénescence et décès

Au-delà de la prise en charge spécifique d'un vieillissement parfois précoce chez les personnes intellectuellement déficientes (problématique développée dans la partie 2, chapitre 21), leur *accompagnement face à la mort* est également un sujet de recherche dans les milieux psychopédagogiques. L'état chronique de dépendance de ces personnes vis-à-vis de leur entourage, la perception particulière de leur propre corps et celle du monde qui les entoure ainsi qu'une relation triangulaire entre leur famille, l'institution et eux-mêmes peuvent être susceptibles de créer, face à la mort, des caractéristiques singulières (Dusart, 1998 [43]).

Y a-t-il un vécu différent chez un patient autiste par rapport à son pair trisomique ? Dans quelle mesure l'âge, le niveau de déficience, les comorbidités, les médicaments et l'environnement jouent-ils un rôle ? Qu'en est-il de la problématique d'un décès en institution ou de l'accompagnement indispensable lorsqu'une personne déficiente est obligée de gagner un milieu hospitalier ou des soins palliatifs ?

N'est-on pas en train, une fois de plus, de créer un groupe « handicapés » artificiellement homogène pour les besoins d'une étude ou d'une réflexion, alors que la déficience est composée d'un millier de syndromes rares et dissemblables ? Ces processus de deuil sont-ils finalement similaires à ceux d'une population générale ou, au contraire, le handicap agit-il comme un « filtre » ?

Des questionnements surgissent, quelles sont les réactions des parents et de l'équipe elle-même, *a priori* peu formés à ce genre de situation ? Écrire le mot « équipe » est d'ailleurs une gageure face à une problématique aussi intime, aussi essentielle, tant il est vrai qu'elle est composée de personnalités différentes, chacune ayant un vécu, une religion, des repères éthiques, une conception philosophique et un terreau culturel propres.

Par ailleurs, d'autres situations existent. Compte tenu de leur longévité accrue, il n'est pas rare que des personnes handicapées voient leurs parents décéder autour d'elles. Comment les accompagner dans ce processus de deuil ? Faut-il escamoter la mort comme on a tendance à le faire dans notre société occidentale actuelle ou, au contraire, les rituels ont-ils une fonction symbolique d'apaisement et d'assimilation ? (Dusart, 1998 [43]).

En amont de cet événement, on sait à quel point les préoccupations d'une mère ou d'un père d'une personne déficiente peuvent être grandes en ce qui concerne leur fils ou leur fille après leur propre décès. Y a-t-il eu discussion, réconfort préalable à ce sujet ?

Toutes ces questions quant à la vulnérabilité de la personne handicapée face à la mort demandent réflexions, collaboration, recherches et surtout beaucoup d'empathie et d'humanisme. Par leur proximité, les éducateurs spécialisés sont confrontés à ces problématiques difficiles mais également enrichissantes.

ÉTHIQUE

Un point sur lequel insistent les éthiciens dans le domaine de la déficience intellectuelle est celui d'un eugénisme potentiel (Lambert, 1997 [74]). Rappelons pour mémoire que la sélection des races, prônée par un certain caporal du crime instigateur de la Shoah, a été précédée par des théories eugéniques à la mode dans certains milieux, y compris universitaires dans l'entre-deux-guerres. La pression actuelle, notamment sur les coûts, exercée par des politiciens ou des milieux assécurologiques, pourrait aboutir, dans certains pays, à l'obligation de gestes diagnostiques anténataux et à l'élimination systématique de fœtus contre l'avis même de leurs parents, sans quoi le système de sécurité sociale refuserait toute prise en charge financière. Par ailleurs, la communication de diagnostics génétiques, tout comme celle de facteurs de risques biologiques ou le pronostic de syndromes pourraient intéresser les statisticiens d'assurances.

Il est tout de même rassurant de constater que la médecine, la psychiatrie et la pédagogie ont classiquement une tradition humaniste de respect et de défense de l'individu suffisamment ancrée pour s'opposer à ce type de dérive. « Ces recherches constituent un véritable défi et ne sauront avoir lieu sans une réflexion éthique. » (Lambert, 1997 [74]) Ces pensées sont également partagées par un certain nombre de professionnels de la santé, philosophes et juristes : « L'humain se définit par une vocation à servir plus que par un dessein de régir. La découverte du chercheur, comme l'application qu'en fera le praticien, n'ont de sens et de légitimité que dans la mesure où elles répondent à la souffrance de l'autre » (Mrejen, in : Azoux-Bacrie, 2003 [4]).

Pour résumer en quelques mots le versant psychopédagogique du triple diagnostic, soulignons que cette discipline, issue des sciences de l'éducation et de la psychologie mais concernée de manière concrète par la sociologie, la psychiatrie, la neurologie et les soins infirmiers, apporte une contribution de grande valeur aux disciplines dont elle se nourrit. Que ce soit dans la détection de problématiques individuelles ou sociofamiliales, dans le suivi des personnes handicapées et de leurs proches, dans l'élaboration de soutiens spécifiques concernant la scolarisation et les milieux de vie. Elle fertilise également d'indispensables réflexions éthiques.

EXEMPLE CLINIQUE TYPE

Marco, enfant unique âgé de 10 ans, issu d'une famille migrante d'ouvriers, présente à l'examen neurologique des signes dysmorphiques (grandes oreilles, déformation discrète du thorax, malocclusion dentaire), une minime instabilité à la marche ainsi que des troubles de la coordination. L'anamnèse révèle qu'il a eu, dès l'âge de 2 ans, des rituels, des mouvements stéréotypés, des troubles de la communication avec autrui, une faible socialisation à l'école enfantine. Par ailleurs, il a présenté des crises d'épilepsie partielle qui ont parfois une généralisation secondaire. Ses parents mentionnent également des bouffées d'angoisse nocturne, sans trouble du contact ni symptomatologie motrice. La résonance magnétique ne montre qu'une certaine abiotrophie diffuse du cervelet (développement inférieur à la norme de ce dernier). Un bilan sanguin est sans particularité, hors la découverte d'un Xfragile (cassure d'un bras long du chromosome X). Il bénéficie d'une classe spécialisée et fait preuve d'une adaptation sociale qui va en s'améliorant.

TROIS ÉCLAIRAGES

Cette situation intriquée nous incite à poser un *triple diagnostic*. Rappelons que la chronologie de la classification ici décrite ne doit froisser nul professionnel, car les éléments se complètent les uns les autres, selon l'évolution propre de la personne.

D'un point de vue *neurogénétique*, Marco a donc les signes physiques d'un syndrome d'Xfragile. Par ailleurs, il présente une épilepsie partielle temporale droite objectivée à l'électroencéphalogramme qui comporte d'occasionnelles généralisations secondaires; ceci est un sous-diagnostic fonctionnel. Il en est de même pour le syndrome cérébelleux (troubles de la coordination) qui correspond au volume trop petit de son cervelet.

Sur le plan *psychiatrique*, Marco souffre d'un trouble anxieux et d'épisodes de panique nocturne. Les entretiens prolongés avec l'enfant et sa famille ont permis au pédopsychiatre d'écarter un syndrome dépressif à proprement parler, un trouble de l'attachement ainsi que des signes psychotiques.

L'anamnèse *psychopédagogique* met en évidence des rituels et des troubles de la communication avant l'âge de 3 ans. Cela suggère fortement un syndrome autistique (associé ou secondaire à l'Xfragile, sans qu'on en connaisse les mécanismes de cause à effet). De plus, il existe chez cet enfant un retard mental avec un quotient d'intelligence (QI) total à 72, un QI verbal à 63 et un QI social à 68. Ses capacités adaptatives semblent néanmoins favorables. Un bilan logopédique montre chez Marco une dyslexie et l'on effectue un profil psycho-éducatif (PEP) sériant plusieurs axes de son développement en cours. La problématique familiale est à souligner (parents en instance de divorce, enfant surtout gardé par la grand-mère, elle-même analphabète), de même qu'une composante transculturelle et un certain degré d'isolement social (indigence, niveau éducationnel, problèmes linguistiques de ses collatéraux qui ont peu de relations hors travail).

Nulle corporation ne possède la vérité entière, ces trois éclairages interagissent non seulement à un moment donné mais tout au long de l'évolution de Marco. Ainsi, les crises d'épilepsie ne sont cernées de manière précise qu'avec la collaboration des parents et celle des éducateur(trice)s spécialisé(e)s. Il n'est pas exclu que certaines « crises d'angoisse » soient d'ailleurs d'origine épileptique. Par ailleurs, le comportement n'est, de fait, pas seulement du ressort du psychiatre. Le retard mental intéresse les trois groupes de spécialistes. Pour ce qui est des réactions face aux antiépileptiques, on doit également associer l'enseignant(e) et l'orthophoniste qui peuvent fournir des observations de premier plan. Le contexte sociofamilial est enfin un paramètre tout à fait significatif pour l'évolution de cette personne.

L'on perçoit ainsi aisément des interactions multiples entre les domaines neurologique, psychiatrique et psychopédagogique. Analyser, c'est clarifier, comprendre, pour ensuite mieux synthétiser et répartir les tâches.

TROIS APPROCHES THÉRAPEUTIQUES

En fin de compte, l'intérêt de ce *triple diagnostic* coordonné réside dans ses *possibilités thérapeutiques* :

– sur le plan *neurologique*, un conseil génétique peut être donné aux parents, si ceux-ci en font la demande. L'épilepsie nécessite un traitement spécifique. Les troubles cérébelleux sont accessibles à une physiothérapie de type Bobath qui insiste sur la boucle sensorimotrice. Quant aux signes malformatifs, ils sont ici mineurs, hors une malocclusion dentaire congénitale qui peut être corrigée par un chirurgien orthodontiste ou maxillo-facial ;

– du côté *psychiatrique*, un soutien de Marco et de sa famille est à même d'éviter l'introduction de benzodiazépines (dérivés du Valium®), ce d'autant que ces médicaments peuvent péjorer son instabilité à la marche et potentialiser l'effet sédatif léger des antiépileptiques ;

– pour ce qui est du domaine *psychopédagogique*, Marco est suivi par des pédagogues spécialisés et des orthophonistes. Son retard du langage s'améliore de manière progressive, de même que sa dyslexie et sa dysorthographie. Ses compétences sociales se développent. Un soutien familial se révèle d'importance ; un divorce qui paraissait inéluctable, tant la tension conjugale était grande à propos de Marco, n'est plus à l'ordre du jour. De sus, l'intervention d'une assistante sociale permet à son père de régler certains problèmes financiers et de retrouver du travail. Par ailleurs, l'enfant est valorisé dans l'épanouissement de ses aptitudes artistiques. Après des séances de psychomotricité, il commence à pratiquer un sport, en l'occurrence la nage sous surveillance, compte tenu de son épilepsie.

Il faut enfin souligner que l'*évolution de la personne en fonction de ces différents soutiens* fait elle-même corps avec un diagnostic pluriel. On trouve là certainement des analogies avec la notion médicale de *réponse thérapeutique*.

INTERACTIONS MULTIAXIALES

De manière générale, la collaboration entre les personnels médicaux et éducatifs peut être extrêmement fructueuse.

CONFUSIONS À ÉVITER

Ainsi, pour ne prendre que quelques exemples, on évite de confondre :

– un syndrome d'hyperactivité avec un état maniaque ;

– un manque de concentration (associé ou non à un trouble hyperactif) avec une baisse de l'humeur ;

– des myoclonies (secousses musculaires) avec des mouvements automatiques dûs au handicap mental ;

– des crises partielles complexes avec des épisodes d'agitation psychogène ou un somnambulisme ;

– une épilepsie de type Petit Mal avec un état rêveur ;

– une vision double (diplopie) secondaire au surdosage de psychotropes avec un strabisme ou une hydrocéphalie active ;

– des troubles de l'endormissement dans le cadre d'une anxiété avec des réveils nocturnes, reflets d'une dépression ;

– une spasticité avec des crampes ;

– une fatigue printanière avec une hypothyroïdie ou une intoxication médicamenteuse.

Signaler au médecin et décrire correctement ces différents phénomènes ont pour conséquences des traitements tout à fait différents.

Abordons encore d'autres situations tout aussi fréquentes.

Est-on toujours conscient que la pénicilline et ses dérivés abaissent le seuil de l'épilepsie ?

Il en est généralement de même pour les neuroleptiques et les antidépresseurs. Tout en sachant que certains patients *doivent* être traités pour deux ou plusieurs affections à la fois.

Nous avons vu récemment des veilleuses administrer à un patient de 33 kilos, en sus d'une trithérapie anticomitiale, deux à trois fois 10 mg de Stesolid® (diazépam) en une seule nuit, risquant ainsi un arrêt respiratoire en institution.

De nombreuses études récentes montrent que les antiépileptiques modernes ont moins d'effets secondaires que le phénobarbital qui est délétère dans l'acquisition des connaissances. Combien de fois laisse-t-on par habitude une molécule de l'ancienne génération, alors que l'on sait maintenant que ses effets secondaires vont s'accumuler au cours des années (ralentissement psychomoteur et rétractions tendineuses sous barbituriques, déchaussements dentaires sous phénytoïne, etc.) ? Poser des questions, détecter des effets indésirables, demander une réactualisation du diagnostic et de l'attitude thérapeutique font également partie du travail de l'éducateur(trice) spécialisé(e).

Sait-on que des investigations par résonance magnétique (IRM) permettent parfois de mettrent en évidence une dysplasie (malformation du cortex cérébral) ou un foyer épileptogène totalement extirpable par neurochirurgie ?

Les personnels sont-ils tous au courant qu'obliger une personne spastique à faire des exercices de fitness ou en piscine froide la péjore ? À l'heure où tant d'appareils peuplent les salles de sport, est-on conscient que demander à un résident myopathe de faire de la musculation entraîne une perte de ses fibres motrices restantes plutôt qu'une amélioration de celles-ci ?

Certains patients atteints de sclérose en plaques grave vivent dans des institutions pour personnes handicapées. Est-il connu qu'un bain chaud peut déclencher des phénomènes d'Uthoff (une sensibilisation des lésions déjà constituées) qui en imposent pour une poussée de la maladie ?

Maints patients polyhandicapés ont des dystonies (torticolis spasmodique, attitudes en torsion) ou une spasticité des membres inférieurs (croisement des muscles adducteurs provoquant une luxation des hanches et des soins intimes difficiles). L'emploi de Botox® ou certaines opérations peuvent y remédier avec satisfaction.

On sait que les personnes trisomiques 21 ont une incidence fortement augmentée pour les malformations de la charnière entre la colonne cervicale haute et l'occiput. En conséquence, on est particulièrement prudent quant à certains sports, massages, pratiques de physio(kiné)thérapie ou de chiropraxie.

Force est de constater que ces mêmes personnes peuvent présenter précocement, à savoir dès l'âge de 40 ans, les signes d'une démentification de type Alzheimer, pour laquelle des traitements symptomatiques commencent à être disponibles. Une évaluation neurologique et neuropsychologique aide également l'équipe psychopédagogique dans la prise en charge de ces patients. Par ailleurs, ce diagnostic ne doit pas être confondu avec un état dépressif, une hypothyroïdie ou un autre syndrome psycho-organique traitable.

Il n'est plus tolérable qu'une personne handicapée ait des symptômes extrapyramidaux (rigidité, tremblements, dystonies) induits par des neuroleptiques de l'ancienne génération. Cette sémiologie est souvent confondue avec la spasticité ou le handicap de base.

Il est non moins admissible qu'une personne reçoive une polymédication obsolète et surdosée, alors qu'un simple examen clinique, électroencéphalographique et/ou sanguin peut éviter ces inconvénients parfois majeurs (Dessibourg, 2007 [40]).

DE LA PART DES MÉDECINS

Tout neurologue avisé doit admettre que le fonctionnement humain et tout particulièrement celui des personnes atteintes de déficience intellectuelle dépassent largement le champ des neurotransmetteurs, des gènes et des malformations cérébrales. Le vécu, l'évolution psychique d'un individu, son écosystème sociofamilial et professionnel jouent un rôle capital.

De fait, la psychologie et la psychiatrie sont des disciplines non seulement captivantes mais indispensables. Elles sont éminemment complémentaires aux neurosciences dites *dures*. Nous n'y voyons aucun antagonisme et l'osmose qui se produit actuellement (nous pensons à la neuropsychologie, à la psychopharmacologie, à l'imagerie du comportement, à la psychiatrie biologique) est des plus réjouissantes. Ces interactions nous semblent être le terreau des recherches concernant les handicaps. Dans les exemples qui suivent, certaines cases neurologiques sont riches en informations, d'autres sont la portion congrue d'un tableau clinique éminemment psychiatrique ou social. Loin de nous de nier cette réalité, même si les paramètres neurobiologiques actuellement connus restent sous-estimés.

Il va de soi que les psychiatres ne peuvent écarter le substrat somatique de la plupart des maladies psychiques. À l'heure actuelle, traiter une dépression grave sans aide (sans… « béquille ») pharmacothérapeutique relève de la faute professionnelle, voire de la non-assistance à personne en danger, ce qui ne veut pas dire que tout trouble doit nécessairement trouver un complément médicamenteux ; ce qui écarte d'ailleurs ni l'analyse, ni les différentes formes de soutiens psychothérapeutiques. Toutefois, nier les dysfonctions des neurotransmetteurs dans une psychose ou un état maniaque équivaudrait pour un gynécologue, toutes proportions gardées, à ignorer les hormones. Disqualifier par principe ou par idéologie le méthylphénidate (Ritaline®, Concerta®), molécule généralement très bien supportée, chez un enfant souffrant d'un trouble hyperactif, est aussi étroit d'esprit que d'occulter l'utilité d'un indispensable accompagnement psychothérapeutique. L'ensemble de ces paramètres doit nous rendre prudents et modestes face à une réalité qui transcende nos chapelles respectives.

Ces synergies neuropsychiatriques, y compris celles qui incluent les paramètres pédiatriques, sensoriels, orthopédiques, hormonaux etc., ne suffisent toutefois pas. La prise en charge d'une personne en situation de handicap doit prendre en compte les dimensions sociopédagogiques. Comme on l'a vu dans la négligence parentale, le vécu d'un individu s'inscrit dans le cercle concentrique de ses parents, de ses proches et de la société toute entière. Diagnostiquer un retard mental idiopathique ou syndromique ainsi que les lésions physiques ou psychiques d'une maltraitance est une chose, comprendre et agir en amont sur le milieu est tout aussi capital. Suivre la personne, l'éduquer, la réinsérer dans son microcosme est un métier (ou un ensemble de métiers) à part entière, non dissociable de l'acte médical.

À l'heure où la psychopharmacologie et la neurobiologie se sont singulièrement rapprochées, un diagnostic et un suivi doivent être effectués grâce à la collaboration de toutes les parties en présence :

– le patient (avec son accord libre et éclairé, tant que faire se peut ; dans le cas contraire, avec celui de sa famille) ;

– les thérapeutes et prescripteurs ;

– les personnels infirmier (mais peu d'institutions en ont à demeure) et éducatif (lui-même au bénéfice d'une formation permanente) ;

– le pédagogue spécialisé, qui est en première ligne avec la personne en situation de handicap, ses parents, ses proches. Il est son référent, son porte-parole. Sa position s'articule tant au niveau du bilan que des soutiens proposés.

2 | LEVIERS THÉRAPEUTIQUES

2

Sur le terrain, on peut se poser la question suivante : puisqu'il n'existe guère de traitement étiologique pour une majorité de syndromes comportant un handicap mental, quels sont réellement les moyens préventifs et thérapeutiques à disposition ?

PRÉVENTION

Si nous ne possédons pas de médicament pour augmenter le QI, guérir un trouble envahissant du développement ou développer spécifiquement le langage, si les traitements actuellement disponibles sont essentiellement symptomatiques et psychopédagogiques, il serait erroné de ne pas mentionner, au préalable, une foule d'intervenants prévenant certaines déficiences et apportant une contribution essentielle. À savoir :

– les infirmières de santé publique ;
– les éducateurs de rue ;
– les assistantes sociales ;
– les centres contre les toxicomanies.

Il faut ensuite relever les énormes efforts de la préventologie, en particulier gynécologique péri- et postnatale, qui a pu considérablement réduire certains types de handicaps :

– bilans avant la conception ;
– vaccins contre la rubéole ;
– détection d'une syphilis ;
– évitement de médicaments non indispensables ;
– simplification de traitements antiépileptiques ;
– prescription d'acide folique contre la non fermeture du tube neural ;
– détection d'une hypothyroïdie.

Il en est de même pour les suivis de grossesses à risques (poids, tension artérielle, etc., afin d'éviter en particulier une éclampsie), la surveillance d'un diabète gestationnel, la prévention de naissances prématurées et la prise en charge d'accouchements pathologiques.

La détection de trisomies et d'anomalies chromosomiques est également à souligner grâce aux tests sanguins, ultrasons, chorio- et amniocentèses avec, à la clé, et selon la décision des parents, un avortement thérapeutique (tout en sachant qu'il s'agit là, bien entendu, d'une décision s'inscrivant dans un cadre éthique et, cas échéant, juridique, selon les pays et les sociétés). On mentionne enfin la réduction des souffrances fœtales, les interventions précoces lors d'une dystocie, cas échéant, la pratique d'une césarienne, ainsi que la surveillance obstétricale des paramètres vitaux mère–enfant.

Bien que l'accouchement soit un acte physiologique, un certain nombre de mesures ont, entre autres, fait chuter de manière impressionnante la morbidité et la mortalité mère–enfant :

– lutte contre la douleur ;
– asepsie ;
– réanimation néonatale ;
– intervention efficace contre une méningite de l'enfant ou une infection puerpérale de la mère ;
– maîtrise de la coagulation tout comme celle des convulsions du nouveau-né ;
– évacuation d'un hématome ;
– traitement rapide d'une hydrocéphalie, d'une hypoglycémie précoce ou d'un trouble calcique.

Les chorées après ictère grave (par ex. dû à une incompatibilité Rhésus) sont ainsi devenues rares, de même que les hypoxies péri- ou néonatales (enfant « bleu... »). Comme pour la poliomyélite aiguë ou d'autres épidémies catastrophiques, on a tendance à oublier les ravages physiques et psychiques que causaient en amont toutes ces pathologies contre la majorité desquelles ont, à l'heure actuelle, une action efficace.

D'autres processus morbides peuvent être détectés et traités dans la période postnatale. On pense en particulier à la phénylcétonurie (Bucher, 2006 [18]) dont les conséquences peuvent être prévenues par un régime adéquat. Par analogie, des maladies ou syndromes neurométaboliques plus rares (Carlson, 2004 [22]) comme la galactosémie sont ou seront accessibles à la biotechnologie par la production de l'enzyme manquant, d'éventuelles cellules souches, etc.

Cela dit, il est évident que nombre de malformations (microcéphalie, agénésie du corps calleux), de syndromes (troubles psychiatriques, épilepsies associées à un retard mental) ou de processus probablement multifactoriels (autisme) n'ont pas encore trouvé d'explications pertinentes, si ce n'est une composante multigénique complexe ; ils ne sont pas encore accessibles à des traitements étiologiques.

MÉDICAMENTS SYMPTOMATIQUES

Ils s'adressent aux processus psychopathologiques chez des patients qui posent de nombreux problèmes. De manière générale, bien que la neuro-psychopharmacologie ait fait d'énormes progrès, il faut bien dire que la physiopathologie, par exemple de la dépression, reste encore incomplètement comprise. On sait l'importance de la sérotonine et de la noradrénaline mais également celle de la dopamine qui joue un rôle significatif, sans oublier les hormones sexuelles et les corticoïdes. On parle également des récepteurs opioïdes, nicotiniques et cannabinoïdes. Par ailleurs, l'âge des sujets pose question (les pédiatres connaissent bien les difficultés qui dépassent largement une simple règle de trois pondérale ou le calcul d'une surface corporelle). Il en est de même pour la myélinisation, les cellules de soutien et l'organisation des réseaux neuronaux, paramètres imparfaitement connus et difficilement quantifiables de la maturation cérébrale.

Comme on l'a déjà relevé, les personnes déficientes intellectuelles ne sont pas un groupe homogène. Des centaines de syndromes ont leurs caractéristiques propres. Ainsi, face à cette complexité biologique, mais également, il faut bien le dire, pour des raisons économiques, les médicaments ont été peu étudiés dans la déficience intellectuelle :

– les cohortes sont trop petites ;

– les diagnostics, âges, comorbidités, contextes et degrés d'atteinte ont été confondus dans la vaste majorité des études ;

– nombre d'entre-elles ont été conduites sans groupe contrôle, sans durée d'évolution suffisante et sans suivis ni statistiques significatives.

Ainsi, les cliniciens sur le terrain procèdent par analogie, par tâtonnements prudents mais, la plupart du temps, sans valeurs de référence ni études suffisamment pertinentes. Les laboratoires pharmaceutiques se dégageant de leur responsabilité pour ces populations. Que dire enfin des polythérapies et de leurs interactions, des surdosages ou de taux insuffisants, de l'adhésion thérapeutique, des « réserves » non ou trop utilisées, des surveillances sanguines ?

Sans vouloir souffler le chaud et le froid, il faut bien dire, en un mot, que le traitement des personnes intellectuellement déficientes est un domaine largement oublié. Les cliniciens sont confrontés au jour le jour à des problèmes difficiles telles une décompensation psychotique, une automutilation, des bouffées aiguës d'angoisse, etc. Ils ont des moyens imparfaits et limités. Une solution ? La recherche, bien sûr, mais surtout, sur le terrain, la coordination de nos efforts respectifs où cohérence et concertation sont les maîtres mots.

NEUROLEPTIQUES

Devant des troubles du comportement avec passages à l'acte qui ressemblent parfois à des bouffées psychotiques, on emploie fréquemment des *neuroleptiques*. Ces épisodes sont souvent décrits dans la littérature psychopédagogique comme des comportements-défis. Le diagnostic différentiel avec un trouble maniaque, une hyperthyroïdie, une prise d'alcool ou d'hallucinogènes se pose alors. La connaissance du patient et de son environnement permet le plus souvent d'exclure rapidement ces diverses hypothèses, mais il est malgré tout intéressant de noter que des étiologies aussi diverses peuvent produire un comportement de type désinhibition frontale.

On pense que l'automutilation chez les personnes handicapées intellectuelles est probablement du même ordre. En sus d'une surstimulation dopaminergique, on a évoqué dans ce cas une dysfonction des endorphines qui répond parfois à la naltrexone (Nalorex®, Revia®). Ces symptomatologies sont bien entendu souvent potentialisées par un trouble anxieux, voire dépressif.

Un neuroleptique étudié de longue date (Campbell *et al.*, 1978 [20]) dans la déficience, principalement dans les troubles envahissants du développement (Malone *et al.*, 2001 [86]), est le halopéridol (Haldol®). Cette molécule est certainement efficace mais ses effets secondaires nombreux :

– sédation ;
– troubles de l'équilibre ;
– dystonies ;
– actions anticholinergiques (glaucome, sécheresse des muqueuses, constipation, rétention urinaire) ;
– dépersonnalisation ;
– parkinsonisme ;
– diminution de la concentration et de la vigilance.

Il va de soi que ces effets sont de manière générale dose-dépendants.

À notre avis, hors urgence ou inefficacité d'autres molécules, ce médicament devrait être abandonné dans la déficience intellectuelle. Il en est de même, peu ou prou, des neuroleptiques classiques incisifs ou sédatifs.

Des neuroleptiques atypiques semblent trouver, à l'heure actuelle, davantage d'indications dans ce type de situations. Parmi ceux-ci, la rispéridone (Risperdal®) qui a fait l'objet de plusieurs études (McDougle *et al.*, 2000 [90] ; Malone *et al.*, 2002 [87]). Notre expérience avec ce médicament est relativement positive, pour autant que les doses soient introduites progressivement et qu'elles soient étroitement surveillées, notamment pour ce qui concerne la fatigue, d'éventuels signes extrapyramidaux et la prise de poids. L'étude prospective de Martin *et al.* en 2004 [88], chez des jeunes gens atteint d'autisme, a montré une augmentation moyenne de 5,6 kg en 6 mois. Il en est de même pour l'olanzapine (Zyprexa®) dans la recherche de Frazier *et al.* en 2001 [49].

La physiopathologie de ce phénomène semble assez complexe. Certains antipsychotiques agiraient, entre autres, sur des récepteurs histaminiques et sérotoninergiques (deux systèmes impliqués dans la satiété) au niveau de l'hypothalamus, lequel entrerait en action sur les voies dopaminergiques corticales de la récompense et des activités motrices. À leur tour, des signaux hypothalamiques efférents, la leptine et la ghrelin influenceraient le système neurovégétatif, les hormones thyroïdiennes et l'insuline (Curtis *et al.*, 2008 [32]).

Cliniquement, le syndrome métabolique induit (obésité, diabète, hypertension artérielle) devient alors une comorbidité majeure limitant l'espérance de vie de ces patients. Il convient d'introduire de manière systématique une surveillance pondérale et, cas échéant, un régime alimentaire lors de ces prescriptions.

Pour éviter des syndromes extrapyramidaux secondaires aux antipsychotiques, à savoir principalement la rigidité en roue dentée, les tremblements de repos, les dystonies et surtout les dyskinésies (chez des patients autistes : étude de Campbell *et al.*, 1997 [21]), la clozapine (Léponex®) et la quetiapine (Seroquel®) sont proposées. Le Léponex® est toutefois grevé d'un effet sédatif marqué et surtout d'un danger significatif de granulocytopénie (3 %), voire d'agranulocytose (0,7 %), d'où l'absolue nécessité de contrôles sanguins réguliers. On surveille également les fonctions cardiaques, rénales et digestives. Le Seroquel®, qui a moins d'effets collatéraux, semble un peu moins efficace mais il est souvent sous-dosé.

ANXIOLYTIQUES

Les *benzodiazépines* en tant qu'*anxiolytiques* sont d'un emploi plus aisé. Elles ont toutefois un intérêt limité dans la déficience en raison de leur pôle sédatif et de leur propriété addictogène. On peut observer également des réactions paradoxales (agitation), des troubles de la marche (ataxie chez une personne handicapée dont l'équilibre est déjà précaire), des cauchemars et parfois un somnambulisme, une hypersalivation gênante ainsi que des troubles dans l'acquisition des connaissances (Kalachnik *et al.*, 2002 [67]). À nouveau, ces effets secondaires sont usuellement en relation avec les doses prescrites mais ils peuvent également survenir de façon idiosyncrasique (hypersensibilité individuelle).

On peut malgré tout utiliser parfois ces molécules à doses filées et pour une durée limitée. Le clobazam (Urbanyl®), par exemple, est prescrit comme antiépileptique adjuvant chez des personnes anxieuses. Une alternative sans effet anticomitial est la buspirone (Buspar®) qui a été étudiée par Buitelaar *et al.* (1994) [17] chez des enfants atteints de retard mental et des troubles envahissants du développement. Un effet positif a été constaté. D'autres recherches concluantes ne semblent toutefois pas avoir été publiées à son sujet.

ANTIDÉPRESSEURS

Détecter un *trouble dépressif* chez une personne déficiente intellectuelle non verbale n'est usuellement pas chose aisée. La sémiologie peut se traduire par un retrait inusuel des activités, une apathie, une tristesse de l'expression faciale, une énurésie jusqu'ici inconnue ou d'autres signes somatiques. N'est-on pas plutôt face à une hydrocéphalie en voie de décompensation, une surcharge de sédatifs, une insuffisance rénale ou hépatique, une infection ? Cette attitude inhabituelle n'est-elle pas réactive à un changement institutionnel, une rotation mal vécue du personnel, un conflit avec un pair ? Auquel cas, des mesures non médicamenteuses suffiraient-elles ?

L'introduction d'un *antidépresseur* doit se faire avec la plus grande circonspection, ce d'autant que ces patients reçoivent le plus souvent déjà d'autres médications. Ici encore, l'avis et l'appui des éducateurs sont incontournables pour le consultant. Leurs observations permettent d'objectiver une amélioration, de détecter précocement d'éventuels effets secondaires et de limiter, cas échéant, la durée du traitement prescrit.

Les *tricycliques* classiques, à savoir principalement la clomipramine (Anafranil®), la maprotiline (Ludiomil®) et l'amitriptiline (Laroxyl®/Saroten®) restent à disposition mais sont grevés d'effets anticholinergiques. Ils sont également susceptibles de provoquer, à hautes doses, des arythmies cardiaques (qui peuvent être mortelles lors de tentatives de suicide) et peuvent baisser un seuil épileptogène. Ce dernier effet a toutefois été exagéré ; un état dépressif significatif doit être malgré tout traité *lege artis* chez une personne épileptique et ce, bien entendu, avec toutes les précautions qui s'imposent.

Rappelons encore que les tricycliques ont une efficacité antalgique nettement supérieure à celles des inhibiteurs sélectifs de la recapture de la sérotonine (ISRS) *(cf. infra)* et qu'ils sont parfois utilisés à petites doses vespérales contre l'énurésie nocturne chez l'enfant.

2

Les *inhibiteurs sélectifs de la recapture de la sérotonine* (cette dernière est l'un des principaux neurotransmetteurs du trouble dépressif) sont généralement mieux supportés que les tricycliques. Ils peuvent toutefois induire des nausées, une anorexie, une perte de poids, des céphalées et des troubles sexuels.

Couturier *et al.* (2002) [30] ainsi que Namerow *et al.* (2003) [95] ont étudié le citalopram (Seropram®), Posey *et al.* (1999) [102] la paroxétine (Deroxat®), Steingard *et al.* (1997) [113] la sertraline (Zoloft®), Cook *et al.* (1992) [27] la fluoxétine (Prozac®/Fluctine®) chez des personnes déficientes intellectuelles. Dans toutes ces études, le nombre de personnes investiguées est faible (de 9 à 23 patients), les doses employées varient d'un facteur 8 et les durées d'observation sont parfois limitées à quelques semaines. De manière générale, les effets thérapeutiques semblent plutôt ambigus et montrent tout au plus une tendance *(« trend »)* positive.

D'*autres antidépresseurs* telle la riboxétine (Edronax®), un inhibiteur sélectif du recaptage de la noradrénaline, tels les inhibiteurs de la monoaminooxydase (IMAO : moclobémide – Moclamine®), ou telles des molécules inhibant tant la recapture de la sérotonine que celle de la noradrénaline (venlafaxine : Effexor®, duloxétine : Cymbalta®), n'ont pas fait l'objet d'études contrôlées dans la déficience intellectuelle. Il est en de même pour la miansérine (Athymil®/Tolvon®), pour la mirtazapine (Norset®/Remeron®), la trazodone (Trittico®) ou la phytothérapie (millepertuis).

Ainsi, l'utilisation des antidépresseurs dans ce contexte de déficience doit-elle être plus que prudente. Elle intervient en général comme complément aux mesures psychopédagogiques ou à une thérapie cognitivo-comportementale. La pharmacopée a parfois une place non négligeable mais pour une durée déterminée et sous observation stricte. Un aménagement des conditions de vie et un soutien de l'équipe sont au centre d'un triple diagnostic–action concerté et cohérent, où ces molécules cèdent souvent le pas aux mesures relationnelles ou psychosociales.

STABILISATEURS DE L'HUMEUR

Dans le contexte diagnostique quelque peu différent des troubles bipolaires, les *antiépileptiques–stabilisateurs de l'humeur* sont les médicaments de choix. À noter que cette maladie psychiatrique a parfois des allures monopolaires. Elle est par ailleurs fréquemment associée à une pathologie comitiale, tout spécialement dans l'autisme, le syndrome de Rett et le polyhandicap.

La prévalence des troubles maniaques chez les personnes déficientes intellectuelles est de 21 % dans le collectif de Wozniak *et al.* (1997) [124]. Dans une étude ouverte chez 14 patients, faite par Hollander *et al.* (2001) [61], elle est de 71 %.

La réponse à la lamotrigine (Lamictal®) semble être positive selon Calabrese (1999) [19]. Elle est toutefois controversée par Belsito *et al.* (2001) [8]. Pour ce qui est du topiramate (Epitomax®), Delbello *et al.* (2002) [34] observent une efficacité de 73 %. Les effets secondaires sont principalement une incidence accrue de lithiases rénales, un trou anionique (diminution du chlore), une perte pondérale et un manque réversible du mot.

ANTIÉPILEPTIQUES

Les *anticomitiaux* ont une place tout à fait significative dans leurs indications primaires auprès d'enfants et d'adultes déficients intellectuels. En effet, l'incidence de l'épilepsie, si elle est de 0,5 à 1 % pour les populations occidentales, monte à 20 % selon Forsgren *et al.* (1990) [48], 30 % selon Sunder (1997) [115] et 50 % pour les patients institutionnalisés selon Coulter (1993) [29]. Les personnes les plus atteintes sont les enfants souffrant d'un polyhandicap ou d'un trouble envahissant du développement. Naegelin *et al.* (2006) [94] au CHU de Bâle ont montré que 80 % de leurs patients autistes présentaient des anomalies électroencéphalographiques, alors que seulement 32 % d'entre eux avaient des crises comitiales partielles ou généralisées cliniquement observables. Dix-neuf des 25 patients, chez Yamadera *et al.* (1998) [125], ayant un chromosome 20 en anneau, souffraient d'épilepsie.

Il est particulièrement intéressant de noter que des décharges temporales ou frontales peuvent provoquer ou mimer des troubles du comportement. Ceux-ci surviennent parfois lors de phases prodromales (quelques minutes ou jours avant une crise), lors des auras ou des phases post-critiques. Par ailleurs, une absence peut être confondue avec un caractère rêveur, des myoclonies avec des mouvements stéréotypés et une crise tonique faciale avec des tics.

L'observation minutieuse par les proches ou les professionnels et l'enregistrement vidéo d'épisodes suspects (éventuellement avec des téléphones portables – les informations peuvent être facilement gravées sur un CD ou être envoyées par courrier électronique au médecin) sont parfois cruciaux pour le diagnostic. Les épisodes de décompensation psychiatrique peuvent bénéficier de cette approche. Il en est de même pour objectiver des améliorations cliniques en séances de psychomotricité ou de kinésithérapie et pour observer les effets secondaires paroxystiques des médicaments sur une dystonie momentanée, une lipothymie, etc. À signaler enfin que des caméras à infrarouges pour des enregistrements nocturnes sont mises à disposition par certaines associations de parents.

Rappelons que l'épilepsie est un syndrome majeur compliquant un handicap mental. Elle peut limiter l'acquisition des connaissances et induit un risque de décès 3,2 fois plus grand que celui de la population générale (Shackleton *et al.*, 1999 [108]); ce, en raison d'états de mal, d'accidents, de suicides et de morts subites dont la physiopathologie est incomplètement comprise.

Les neurologues choisissent le ou les anticomitiaux selon le type de crise, l'*habitus* du patient, les taux sanguins obtenus, les effets secondaires et les interactions potentielles. On tend à une simplification des traitements, si possible une monothérapie.

La palette impressionnante des antiépileptiques ne saurait être décrite *in extenso* dans le cadre de cet ouvrage. Pour leur emploi, on peut consulter des livres d'épileptologie ou, dans le domaine du handicap, *Traitements médicaux et personnes déficientes intellectuelles* (Dessibourg et Lambert, 2007 [40]). L'emploi de plusieurs de ces molécules est par ailleurs discuté dans les situations cliniques qui suivent plus bas.

AUTRES TRAITEMENTS SYMPTOMATIQUES

LITHIUM

Un *stabilisateur classique du trouble bipolaire, le lithium* (Téralithe®) a été investigué chez les personnes intellectuellement déficientes. Dans ce domaine précis, les résultats semblent malheureusement peu probants (Steingard *et al.*, 1987 [112]).

MÉTHYLPHÉNIDATE

Les *troubles hyperactifs avec (ou sans) déficit attentionnel* (THADA), qui touchent un enfant sur vingt, sont le plus souvent accessibles à un traitement de *méthylphénidate* (Ritaline®, Concerta®). Bien que ces syndromes s'atténuent ou disparaissent dans la majorité des cas après l'adolescence, on voit dans la littérature un intérêt de plus en plus marqué pour la forme adulte résiduelle.

Par ailleurs, il faut noter que la plupart de ces personnes n'ont pas de déficience et que l'on peut même occasionnellement observer un syndrome de surdouance. Malgré tout, le THADA est parfois associé à l'autisme, au Xfragile, au syndrome de Williams, à la fœtopathie alcoolique ou à la microcéphalie. Dans ces situations, le méthylphénidate est malheureusement moins efficace que chez l'écolier sans handicap associé. Son action peut être même paradoxale avec une augmentation des stéréotypies, des tics et de l'irritabilité (Di Martino *et al.*, 2004 [41]).

CONTRE L'AUTOMUTILATION

L'*auto-agression* pose souvent des problèmes sévères dans la déficience moyenne ou profonde. Un anti-opioïde, la *naltrexone* (Nalorex®, Revia®) a été tenté dans l'hypothèse d'un seuil algique accru dû à un excès d'endorphines. Une revue exhaustive de la littérature, présentée par Symons *et al.* (2004) [116] montre une efficacité indéniable. Par contre, Willemsen-Swinkels *et al.* (1995) [121] sont plus réservés quant à l'action de cette molécule et observent une péjoration des stéréotypies ainsi que des comportements absurdes.

D'autres molécules, la *clonidine* (Catapressan®) ou les *bêtabloqueurs* (par ex. le propranolol : Avlocadil®, Inderal®) ont été investiguées dans des petits groupes de patients handicapés avec des résultats statistiquement non significatifs.

ALZHEIMER PRÉCOCE

Pour ce qui est de la *maladie d'Alzheimer*, que l'on observe fréquemment de manière précoce chez les personnes trisomiques à partir de 40 ans, on envisage parfois les *inhibiteurs de la cholinestérase* :

– *donépézil* (Aricept®) ;
– *rivastigmine* (Exelon®) ;
– *galantimine* (Reminyl®).

Des auteurs japonais (Kondoh *et al.*, 2005) [71] proposent des demi-doses et une très lente titration, en raison des effets secondaires par rapport à la population âgée habituelle. Stanton *et al.* (2004) [111] estiment que les interventions psychosociales sont au premier plan et que le bénéfice de ces molécules reste modeste. Par ailleurs, elles n'apportent pas d'amélioration neuropsychologique chez la personne handicapée mentale non démente, en particulier pour ce qui concerne les performances phasiques (Johnson *et al.*, 2003 [66]). Une alternative actuelle contre maladie d'Alzheimer est la *mémantine* (Ebixa®, Axura®) qui n'a toutefois pas été investiguée dans le domaine de la déficience.

SPASTICITÉ

2

Il est fréquent que des personnes polyhandicapées présentent une *spasticité* contre laquelle des myorelaxants peuvent être introduits : baclofène (Liorésal®), tizanidine (Sirdalud®) ou diazépam (Valium®). Ces molécules sont actives mais induisent, surtout pour la dernière d'entre elles, une sédation excessive. La toxine botulinique (Botox®, Dysport®) est une solution locale très efficace, utile par exemple en cas de diplégie spastique de Little ou de dystonie focale, en particulier dans un torticolis spasmodique. Ces infiltrations facilitent les soins du petit bassin et permettent parfois de prévenir une luxation des hanches. Elles suppriment des douleurs dues à la torsion de la nuque et de la ceinture scapulaire mais doivent être répétées tous les 3 à 4 mois, selon des techniques appropriées, par du personnel qualifié (Bakheit *et al.*, 2001 [5]).

DIVERS

D'autres problèmes courants sont accessibles à des traitements symptomatiques, à savoir :

– *l'énurésie nocturne* (restriction hydrique vespérale, rééducation cognitivo-comportementale, imipramine (Tofranil®), en sus d'une de l'éventuelle desmopressine : Minirin®) ;

– *l'hyperactivité de la vessie* (oxybutynine – Ditropan® ; toltérodine – Detrusitol®) ;

– *la constipation* (diététique, hydratation, laxatifs doux) ;

– *les troubles hormonaux* (substitution thyroïdienne, hormones sexuelles, par ex. dans un syndrome de Turner).

Sans parler d'une *obésité primaire* chez certains enfants trisomiques ou *secondaire* chez des personnes sous neuroleptiques. On est attentif aux *infections* particulièrement fréquentes dans un syndrome de Down, probablement dues à un trouble immunitaire associé.

En résumé, il n'existe pas, pour l'heure, de traitement étiologique contre la plupart des déficiences mais les outils susmentionnés, quoique très imparfaits et grevés d'effets indésirables, permettrent des traitements symptomatiques appréciables. Des recherches concernant les substitutions enzymatiques spécifiques, les cellules souches et les micro-ARN sont en cours. Dans l'immédiat, les mesures psychoéducatives restent au centre de ce que l'on peut proposer de mieux afin d'améliorer la qualité de vie, la dignité, l'acquisition des connaissances et l'insertion de ces personnes.

CHIRURGIE

La *neurochirurgie* trouve dans le domaine de la déficience des indications précises :

– dérivation d'une hydrocéphalie ;

– reconstruction d'une spina bifida ;

– évacuation d'une tumeur congénitale ;

– interventions contre une épilepsie pharmaco-résistante lésionnelle (dysplasie) ou non lésionnelle (foyer épileptogène précis sans malformation).

Mentionnons également l'implantation de neurostimulateurs contre l'épilepsie et la dystonie ou de pompes à baclofène (Lioresal®) contre la spasticité médullaire.

Quant à la *chirurgie orthopédique*, elle traite, entre autres, les scolioses graves, les pieds bots congénitaux, les hanches luxées ou dysplasiques, les syndactylies, les malformations atlanto-occipitales symptomatiques (par exemple chez les personnes trisomiques).

Les fentes labiales et palatines sont accessibles à la *chirurgie réparatrice*. Dans certains syndromes, notamment dans celui de Down, des interventions esthétiques (correction des paupières, des lèvres, du menton, réduction d'une macroglossie) sont proposées, surtout aux États-Unis, non sans débat socioculturel (Goeke *et al.*, 2003 [55]).

Une vaste majorité de ces opérations implique une hospitalisation chez des personnes déjà fragilisées, sensibles aux changements de contextes et de personnels. Une préparation ainsi qu'une acceptation explicite de la personne et/ou de sa famille, un accompagnement ainsi qu'une réhabilitation spécifique sont de mise, avec une prise en charge à la fois rigoureuse et empathique. L'action concertée de leurs proches, des somaticiens, des psychothérapeutes et des éducateurs spécialisés prend, une fois de plus ici et de manière particulièrement cruciale, tout son sens.

PSYCHOTHÉRAPIES

Il est évident qu'une *psychanalyse* est particulièrement difficile chez des personnes moyennement ou profondément handicapées ayant des capacités introspectives parfois limitées, ainsi qu'une expression verbale amoindrie, voire nulle. Les psychothérapeutes ont toutefois un rôle important à jouer dans de multiples situations.

Près de 40 % des jeunes personnes ayant un handicap mental souffrent de troubles psychiatriques associés (Emerson, 2003 [44]). Dans la pratique, une approche *cognitivo-comportementale* adaptée aux personnes déficientes est le plus souvent pratiquée. Un langage simplifié, l'utilisation de matériel visuel ainsi qu'une attitude relativement directive sont des adaptations nécessaires à cette population (Lynch, 2004 [84]).

Parfois, le *soutien est délégué* aux équipes éducatives elles-mêmes, plus proche des personnes handicapées dans leur quotidien, que ce soit d'un point de vue verbal ou psychomoteur (Gaillard, 1999 [50]). Cela nécessite une dualité psychothérapeutes–pédagogues, une formation permanente et réciproque. Des groupes de type Balint sont également appréciés.

L'*aide aux familles* joue un rôle décisif. Les familles ne sont pas des réceptacles de décisions prises par les professionnels. Pour qu'elles soient cothérapeutes, elles ont besoin d'être entendues, comprises, valorisées. En retour, il n'est pas rare que des suggestions ou des remarques soient d'une justesse exemplaire et qu'elles permettent de rebondir dans des situations difficiles.

D'*autres interventions* sont monnaie courante. Un certain nombre d'étapes cruciales sont susceptibles d'être soutenues par l'équipe psychopédagogique :

- acceptation d'un diagnostic ;
- passage à l'adolescence ;
- orientation scolaire et professionnelle ;
- autonomisation du jeune adulte;
- rupture lors d'une hospitalisation ;
- entrée précoce en sénescence de la personne trisomique ;
- décès.

PSYCHOMOTRICITÉ

Elle met en jeu la relation à soi (connaissance de ce que l'on perçoit de son propre corps), la relation à autrui (limites par rapport à l'autre) et la relation à l'environnement (dans le temps et l'espace). La psychomotricité favorise l'émergence d'un langage émotionnel et corporel, donne à la personne des outils pour découvrir sa corporalité, son tonus, son expressivité. Elle contribue à structurer sa personnalité.

Grâce à des cordes, balles, cerceaux, cubes en mousse mais également grâce à une meilleure organisation spatiotemporelle ainsi qu'à des stimulis audiovisuels et tactiles, elle fertilise sa créativité et son imaginaire, une image positive de soi et de ses pairs. Cette quête d'autonomie s'inscrit dans un processus de maturation perceptivo-motrice. Par des canaux ludiques, la psychomotricité met en exergue le plaisir du mouvement, libère tensions et angoisses et, au-delà d'une maîtrise de l'obstacle, valorise la détente et l'apaisement.

La sémiologie corporelle de l'autisme et du syndrome d'Asperger est curieusement peu intégrée dans les critères classiques du diagnostic. On décrit néanmoins chez ces personnes une hypotonie modérée, une alternance d'apathie et d'hyperkinésie, un retard d'anticipation des ajustements posturaux, une maladresse globale dans les jeux et gestes quotidiens, une coordination précaire des membres, une marche sur la pointe des pieds, des mouvements stéréotypés, une autostimulation, voire des épisodes d'auto-agression.

Au niveau sensoriel, on peut observer une hyperacousie aux bruits alors que la reconnaissance verbale est limitée, une focalisation sur certaines brillances ou reflets, un flairage olfactif, des hyperesthésies (par exemple chez le coiffeur, lors du brossage des dents), bien que certains appuis prolongés paraissent paradoxalement peu douloureux.

La psychomotricité propose une modulation du tonus, une meilleure appropriation du schéma corporel, une canalisation et un filtrage de l'environnement sensoriel, une facilitation de la communication et de la socialisation par l'intégration dans un groupe d'abord restreint puis élargi. Par la pratique de l'hippothérapie (poney) et de la danse mais aussi par la voile ou le vélo, elle développe la coordination axiale et celle des membres.

L'empathie joue bien entendu un rôle important pour encourager, diriger, renforcer, mais on sait qu'elle doit être aussi « ajustée » selon les diagnostics. Il est intéressant de noter, par exemple, que les personnes souffrant d'un syndrome d'Asperger, bénéficieraient plutôt d'une communication à tonalité émotionnelle basse.

Force est de constater qu'un programme pour personnes polyhandicapées est très différent de celui pour un patient présentant un trouble envahissant du développement, des bégaiements incoercibles ou un syndrome de Gilles de la Tourette.

« La psychomotricité a acquis ses lettres de noblesse dans le champ des activités intellectuelles ; à ce titre, elle fait partie intégrante de l'arsenal des moyens disponibles (...). Il s'agit toutefois d'une forme de thérapie qui s'insère dans le cadre global de l'intervention auprès des personnes déficientes » (Lambert, in : Dessibourg et Lambert 2007 [40] p. 162). Des recherches permettront de mieux valider encore telle ou telle intervention. Cela, en fonction de diagnostics neuro-psychopédagogiques précis.

MUSICOTHÉRAPIE

Il en est de même pour la *musicothérapie* à laquelle la psychomotricité fait d'ailleurs parfois appel. Pour éviter des confusions, soulignons le fait qu'il ne s'agit pas de leçons de musique. Elle utilise par contre, dans une perspective éducationnelle, les sons, mélodies, bruits et silences susceptibles de stimuler la perception de ses propres émotions, de lever des inhibitions, de renforcer la maîtrise de soi et la coordination, de développer l'improvisation et le dialogue non verbal avec les autres.

Basé sur le plaisir, ce kaléidoscope favorise en effet son propre ressenti, mais également et peut-être surtout, les interactions avec autrui. Les éléments sonores sont avant tout dialogue, médiation et font partie de processus sensoriels importants dans la communication.

Par ses choix mélodiques en fonction des handicaps, par une intégration psychomotrice des rythmes, par une assimilation progressive à la dynamique de groupe, la musicothérapie trouve des stratégies spécifiques, notamment pour les personnes atteintes d'un trouble envahissant du développement chez lesquelles les aptitudes auditives posent davantage de problèmes que les compétences visuospatiales.

À l'opposé, dans ce domaine de la déficience, on sait que les patients atteints d'un syndrome de Williams ont des facultés musicales étonnantes. La musicothérapie peut alors développer cette émergence, non pas au détriment d'autres mais comme une compétence valorisant la personne et lui donnant une chance supplémentaire d'intégration sociale. Encore faut-il que le diagnostic médical ne reste pas enfoui dans un dossier sous le sceau du secret professionnel et encore faut-il que la musicothérapeute ait reçu des informations et des indications ciblées. Par la suite, l'équipe psychopédagogique prend le relais pour prolonger ces effets thérapeutiques dans le quotidien du patient.

KINÉSITHÉRAPIE

La *kinésithérapie* (appelée *physiothérapie* dans certains pays francophones) est au centre de la prise en charge somatique, notamment pour certains polyhandicaps et infirmités motrices cérébrales. D'un point de vue pratique, on pense en premier lieu à la spasticité, aux multiples problèmes d'ataxie et de coordination des membres, à la prévention des scolioses, à la réadaptation après opérations pour pieds bots, luxations des hanches, interventions rachidiennes ou autres opérations orthopédiques. Elle est également active dans la rééducation après des traumatismes, dans l'utilisation correcte des orthèses, l'antalgie et la prise en charge spécifique de myopathies ou de syndromes médullaires (par exemple en cas de spina-bifida).

On ne détaille pas ici les nombreuses techniques disponibles si ce n'est pour souligner, dans le domaine de la déficience, un continuum avec la psychomotricité et l'intégration sensorielle valorisée dans des méthodes bien connues, de type Bobath (1970) [12]. On relève encore l'importance de la relaxation, voire de la sophrologie ou d'autres méthodes similaires.

Les indications à la kinésithérapie sont donc fréquentes dans le domaine du handicap. Elles doivent survenir à la suite d'une démarche médicale rigoureuse, ce qui n'est pas toujours la règle dans la pratique ; combien de fois avons-nous vu des ordonnances mentionnant, en tout et pour tout, le nom du patient et le nombre de séances désirées. Le but à atteindre, les moyens à mettre en œuvre, un dialogue à propos des techniques et possibilités connexes ainsi que des bilans intermédiaires font partie intégrante du processus de réhabilitation, non seulement entre le kinésithérapeute et le médecin, mais également avec les collègues psychologues, les orthophonistes et les éducateurs spécialisés. Ces derniers surveillent les postures, encouragent à poursuivre les exercices prescrits, valorisent la prise en charge, stimulent la marche et inscrivent les diverses améliorations dans un projet global.

ERGOTHÉRAPIE

Elle se concentre sur des activités manuelles et sur les capacités du sujet dans la vie quotidienne (toilette, repas, déplacements). L'ergothérapie n'est donc pas uniquement une prise en charge en atelier mais s'inscrit dans une relation thérapeutique où le plaisir, la concentration, des stratégies d'action visant à renforcer l'autonomie du sujet dans son environnement ont une place cardinale. Dans le cadre d'un soutien global, l'ergothérapie vise également à la maîtrise de comportements « perdants », à la gestion de frustrations si fréquentes sur la route d'une personne handicapée, à la valorisation de ses compétences.

Des bilans ergothérapeutiques à domicile chez des personnes relativement autonomes qui vivent en appartement communautaire ou dans des studios « protégés » sont très appréciés. Les besoins spéciaux sont ainsi évalués de manière fonctionnelle et éminemment individuelle, en fonction des handicaps signalés par le médecin, du contexte psychologique et du suivi éducationnel. Cette démarche concerne particulièrement des personnes déficientes adultes. Notons ici que le mot « éducation », si intimement lié à la pédiatrie dans la langue française, a une signification plus large, dans le sens d'une formation permanente tout au long de la vie, chez nos collègues anglo-saxons (voir épigraphe).

TÉLÉTHÈSES

Le monde des *téléthèses* est sans doute l'un des plus fascinants à l'heure actuelle. Il bénéficie de multiples innovations technologiques et en particulier de l'essor actuel de l'informatique. Par téléthèse, l'on entend un appareil ou une combinaison de modules électroniques effectuant des tâches plus ou moins complexes, soulageant la vie quotidienne des personnes handicapées (ouverture d'une porte, d'une fenêtre, de lampes, radio, stéréo, téléphone) ou leur donnant la possibilité d'effectuer certaines tâches (tourneur de pages, assistance à l'écriture). Ces *moyens augmentatifs* aux unités de contrôle polyvalentes sont télécommandés, cas échéant, par pipetage ou licorne optique, par des « joysticks », souris et « trackballs » spécialement adaptés.

Les ingénieurs proposent également, en collaboration avec des orthophonistes, des claviers spéciaux avec d'énormes touches, des pictogrammes, des écrans tactiles, des reconnaissances vocales pour la voix particulière de tel ou tel sujet.

La bionique, elle, met au point des prothèses visuelles et auditives implantées. D'autres appareillages mécaniques, aux tâches de plus en plus complexes, répondent directement à partir d'impulsions cérébrales.

Il faut souligner ici que plusieurs de ces technologies augmentatives (ou facilitatrices) peuvent être mises à profit dans le cadre de stratégies d'apprentissage. Dans maintes situations, elles font d'ailleurs déjà partie de l'arsenal pédagogique. Il s'agit donc, non seulement d'aides à la communication, mais également de leviers pour la cognition.

Si l'on interroge des ingénieurs et techniciens qui imaginent et mettent au point ces innovations à partir d'éléments électromécaniques actuellement disponibles, ceux-ci nous disent que leur principal problème est l'identification des besoins individuels chez la personne déficiente. Il faut donc, chaque fois, poser un diagnostic fonctionnel basé sur les connaissances du patient, ses limitations sensorielles et motrices, son psychisme, son potentiel évolutif, son environnement. Les leviers augmentatifs sont définis par l'équipe psychoéducative, tout en prenant avis et conseils auprès des proches, notamment si le patient vit à domicile.

L'éducateur spécialisé met en œuvre ces moyens, les règle en collaboration avec le technicien, a un dialogue suivi avec ce dernier (adaptation, maintenance, évolution rapide des appareillages, voire recherche pour d'autres solutions). Dans certaines institutions ou réseaux, l'un ou l'autre des pédagogues spécialement intéressé par ce domaine peut agir comme « consultant » auprès de ses collègues.

On est loin de l'image d'Épinal de la bonne sœur, certes empathique et dévouée, mais sans formation et qui faisait office de gardienne auprès de pauvres hères laissés pour compte sur le bas-côté de la vie.

QUINTESSENCE

La déficience mentale et le handicap physique résultent, entre autres facteurs, d'un ensemble de lésions ou de dysfonctions, parfois quantifiables à la naissance, parfois avec une expression plus tardive. Bien qu'ils ne puissent être souvent comparés à une maladie évolutive à proprement parler, le polyhandicap, l'autisme, la trisomie ou d'autres handicaps mentaux ne sont toutefois pas une situation statique, uniquement séquellaire. L'on connaît à l'heure actuelle *des facteurs qui les aggravent dans le temps* tels l'épilepsie, les déficits sensoriels, la spasticité, la dystonie, la surmédication, etc. Dans d'autres situations, il ne s'agit pas seulement de séquelles congénitales mais bien d'encéphalopathies (maladies cérébrales) progressives.

Il faut par contre mentionner l'existence d'améliorations insoupçonnées au-delà de l'adolescence. L'on gagnerait à étudier également les tenants et aboutissants de ces devenirs favorables.

Tous ces paramètres doivent être périodiquement réévalués de manière scientifique. Par ailleurs, l'on insiste de plus en plus sur la plasticité cérébrale et la réorganisation (actuellement objectivable) de certaines structures et facultés mentales. Des interventions novatrices, *à la fois* neurologiques, psychiatriques et psychopédagogiques vont éclairer la déficience d'un jour nouveau. Sans entrer dans les domaines des cellules souches, de la génétique interventionnelle, des nanotechnologies ou d'autres outils neurologiques dont la maturité n'est pas si éloignée mais qui dépassent le cadre de la présente réflexion, nous insistons ici sur nos possibilités de synergies encore insuffisamment exploitées.

Pour l'instant donc et de manière très concrète, il faut valoriser le travail clinique sur le terrain, les actions ciblées et les observations des praticiens eux-mêmes à l'affût de paramètres biologiques et neuroradiologiques. Cette construction multimodale ne peut être maîtrisée sans les contributions des neurosciences fondamentales et cliniques mais elle ne saurait aboutir d'un point de vue pratique et humain sans les apports des psychologues et des pédagogues spécialisés (Dessibourg, 2004 [36]).

Nul n'est besoin d'être grand clerc pour comprendre que ce dialogue sur l'échiquier des connaissances est non seulement souhaitable, mais indispensable. À notre sens, c'est précisément à cette intersection des savoirs qu'intervient le *triple diagnostic–action*, à la fois psychopédagogique, psychiatrique et somatique.

Par une formation transverse permanente, ces approches font nœud en un véritable partenariat (ou *fratenariat*), en une fertilisation des compétences. Nous ne sommes plus des décapiteurs de symptômes, mais des passeurs d'idées, des découvreurs permanents. Cette attitude peut-elle nous aider à passer le cap des innovations à venir ?

Partie

2

SITUATIONS CLINIQUES

INTRODUCTION

1

Vingt-six situations cliniques sont ici décrites[1], chaque fois suivies par quelques pistes théoriques et une analyse centrée sur le triple diagnostic–action.

Cette approche est certes celle d'un médecin neurologue, puisque tel est notre métier de base. Les neurosciences côtoient ici la psychiatrie et la pédagogie spécialisée en une manière d'osmose, source de richesses. Face à la complexité des patients, ne sommes-nous pas avant tout cliniciens faisant feu de tout bois ?

Notre voie est essentiellement celle de la pratique ; un enfant ou un adulte est présenté dans sa symptomatologie neurologique, ses souffrances psychiatriques et son devenir psychopédagogique. La personne en situation de handicap se situe bel et bien à la synapse de nos disciplines.

En fait, la démarche tripartite que nous illustrons ici n'est pas uniquement diagnostique, elle sous-tend l'action thérapeutique. La clarté des idées et la définition des compétences permettent notamment une meilleure répartition des tâches et une mise en réseau des aptitudes.

Comme dans notre vécu auprès des personnes déficientes intellectuelles, les données sont multiformes. Sans fard, elles montrent les limites des thérapeutes, les interrogations non résolues des pédagogues, les doutes des épileptologues et des généticiens, les frustrations d'équipes parfois trop cloisonnées. Mais disons-le tout net, ces pages de vie peuvent être aussi la source d'intenses satisfactions.

1. Par souci du secret professionnel et respect de la personne déficiente intellectuelle, les noms et de nombreux repères ont été changés dans toutes les situations décrites ci-après.

1 BIZARRERIES DU COMPORTEMENT

ZIDI

Les anamnèses gestationnelle et néonatale semblent normales chez Zidi. À l'âge de 3 ans, le rapport d'un pédopsychiatre mentionne un retard du langage, des éléments d'agressivité et d'inhibition, des traits phobiques, une immaturité affective. Une radiographie du crâne et un électroencéphalogramme (EEG) sont sans particularité. L'on pense alors à un « trouble global atypique du développement ».

À l'âge de 7 ans, un bilan psychologique montre un quotient d'intelligence (QI) à 57 (échelle verbale : 61). L'enfant suit des classes spéciales. De 2 à 10 ans, Zidi est mise sous valproate (Dépakine®) pour des absences sans crises convulsives.

Pendant son adolescence, elle continue à présenter des difficultés scolaires ainsi que des troubles du comportement. Son entourage la trouve « bizarre » :

- bégaiement occasionnel ;
- suspensions du discours ;
- lenteur au travail ;
- manque d'efficacité ;
- problèmes d'identité ;
- idées jugées paranoïaques.

Elle entre dans un internat spécialisé pour effectuer un apprentissage de blanchisseuse. Sa psychiatre lui prescrit 75 mg de quetiapine (Seroquel®) le soir, en raison d'angoisses et de symptômes dissociatifs (dédoublement de la personnalité d'origine psychotique).

Cliniquement, le neurologue remarque des discrets signes :

- latences exagérées dans les réponses ;
- diminution des mouvements fins des deux mains ;
- hyporéflexie diffuse ;
- tendance dystonique (torsion) de la tête vers la G (elle aurait eu des « crises » plus importantes de ce type sous des neuroleptiques incisifs) ;
- surcharge pondérale.

Zidi est cependant orientée, collaborante. Elle entre facilement en contact avec les thérapeutes, parle beaucoup, a un discours quelque peu paranoïaque. Le scanner est normal et l'EEG montre à plusieurs reprises des décharges brèves de pointes-ondes généralisées à 3-4 cycles par seconde, sans focalisation particulière.

Zidi est mise au bénéfice de lamotrigine (Lamictal®) à doses progressives, médicament qu'elle supporte bien. Elle n'a plus d'absence et son comportement ainsi que son état thymique se sont nettement améliorés. Son référant note un meilleur contact avec ses camarades. Le personnel éducatif négocie de nouveaux objectifs pédagogiques :

- horaires et organisation de son travail ;
- respect de ses pairs ;
- analyse des conflits et techniques d'évitement ;
- canalisation de ses sorties ;
- hygiène de vie ;
- régularité du soutien psychothérapeutique, etc.

Des séances de psychomotricité et de relaxation sont prescrites et bien reçues par cette jeune femme dont les capacités introspectives sont quelque peu limitées. Compte tenu de ses antécédents culturels africains, elle apprécie particulièrement la musicothérapie avec des rythmes et des danses au cours desquels son corps arrive à s'exprimer davantage que par le canal verbal spontanément abondant mais assez stéréotypé et superficiel.

PISTES

Il est parfois difficile de faire la part des choses dans certains troubles relationnels, notamment chez une personne handicapée. L'on est souvent en présence d'une constellation de *symptômes* (subjectifs) et de *signes* (objectifs). Ils sont la résultante de déficits neurologiques (troubles génétiques, malformatifs, neurobiologiques), d'une sémiologie psychiatrique (angoisses, troubles thymiques) et du retard mental lui-même (difficultés dans l'acquisition du langage et des connaissances).

Des explications réductionnistes interviennent occasionnellement dans l'esprit de certaines familles. Dans notre exemple, Zidi serait tombée des bras de son père, de la hauteur d'une chaise, à l'âge d'un an. Cet événement qui a provoqué ni perte de connaissance, ni déficit neurologique dans les suites immédiates, n'est pas à même d'expliquer les troubles mentaux et les problèmes complexes du comportement qui se sont développés progressivement chez cette personne. On comprend bien qu'une mère en désarroi tente de rationaliser une situation en l'attribuant à un événement externe (chute, infection, intervention chirurgicale, deuil familial, abandon du père). Faut-il prendre les explications de la mère de Zidi au premier degré ou doit-on les interpréter différemment ? Sont-elles une accusation envers le géniteur pour dénier une culpabilisation inconsciente ? Ou est-ce une manière de « traduire » un épisode tout à fait différent, à savoir un phénomène de l'*enfant secoué* (maltraitance) ?

Cela dit, il est évident que nombre de collatéraux sont souvent très compétents, notamment grâce à Internet et aux associations de malades. Certaines d'entre elles ont des informations, des journaux et des banques de données de grande qualité et encouragent la recherche. Ces supports sont précieux pour les personnes handicapées mais également pour les professionnels.

Notre relation avec les familles n'est plus à la verticalité. Il faut les *aider à aider* (Dusart, 1998 [43]). Elles ont besoin de notre soutien pour pérenniser leur fonction de support et d'amour.

La situation est ici vraisemblablement plurifactorielle et comprend des problèmes neurologiques associés à une pathologie psychiatrique. Celle-ci associe des troubles de l'adaptation et un pôle anxiodépressif à des manifestations psychotiques. Cet ensemble de symptômes est décrit chez Zidi comme entrant dans le cadre d'une personnalité limite, dite *borderline*. Le tout s'inscrit dans l'évolution difficile d'une famille socialement déracinée, pratiquement monoparentale, du fait que le père vit dans son propre pays d'origine.

Les cliniciens eux-mêmes sont confrontés à des situations qui débordent de leurs compétences respectives. Le danger est que chacun agisse dans sa propre chapelle. Seule une collaboration multidisciplinaire permet d'avoir une vue d'ensemble. L'éducateur spécialisé, de part sa fonction, se trouve au carrefour des sciences pédagogiques, psychologiques et médicales.

TRIPLE DIAGNOSTIC

Devant cette problématique composite, nous avons besoin d'un *triple diagnostic*.

BILAN NEUROLOGIQUE

Il commence toujours par une anamnèse détaillée qui inclue la famille, la gestation, l'accouchement et la petite enfance, l'évolution pédiatrique, les tests déjà pratiqués, le développement psychomoteur, affectif et cognitif, la scolarité, etc. Par la suite, l'observation neurologique intervient. Ces paramètres dirigent le médecin vers tel ou tel examen complémentaire. Il fait enfin une synthèse *(consilium)* qu'il explique à la personne et à ses parents et met ce document à disposition de ses collègues (dans le sens large du terme) avec l'aval du patient et de sa famille. Chez Zidi, l'on est en présence d'un retard mental, d'une épilepsie mineure, d'un bégaiement et de signes dystoniques.

DIAGNOSTIC ET PRISE EN CHARGE PSYCHIATRIQUES

Comme nous l'avons vu, une personne handicapée peut tout autant qu'une autre (et parfois davantage) souffrir de phobies, d'anxiété, de dépression, de traits psychotiques. Pour mémoire, rappelons l'étude de Deb et Joyce (1999) [33] ; dans une cohorte de 143 adultes avec un retard mental et une épilepsie, 55 % d'entre eux avaient des troubles du comportement. Par ailleurs, la recherche de Smith *et al.* (1996) [109], portant sur un collectif de 2117 adultes handicapés, a mis en évidence 60 % de pathologies psychiatriques associées à la déficience. Dans la présente situation, il s'agit d'un trouble de la personnalité avec une immaturité affective, des éléments phobiques, des problèmes d'identité, des bouffées d'angoisse, des symptômes dissociatifs et des difficultés d'adaptation.

ÉVALUATION ET SUIVI PSYCHOPÉDAGOGIQUES

Il faut tenir compte des différents quotients d'intelligence, des tests dynamiques du développement, des compétences et des capacités de la personne, de son environnement socioculturel, d'objectifs et de contrôles pédagogiques taillés sur mesure. En l'occurrence, Zidi fait partie d'une famille migrante, virtuellement monoparentale. Ses repères sont à l'abandon. On a également évoqué chez elle un trouble de l'attachement. Elle n'a jamais eu de syndrome d'hyperactivité ni de problèmes attentionnels à proprement parler. Adolescente, elle entre en conflit avec le système scolaire et différentes institutions, transgresse les règles, fuit ses mentors. Sans être physiquement violente, elle a une attitude rebelle et dépasse systématiquement les cadres sociaux qu'on lui propose. Malgré tout, l'évolution n'est pas catastrophique ; la maturité aidant, Zidi renoue contact avec certains intervenants. L'on observe une tendance à la stabilisation de son impulsivité. Elle ne termine pas son apprentissage en milieu protégé. Toutefois, elle trouve, grâce à une assistante sociale, un emploi, certes subalterne, mais qui semble lui convenir.

COMMENTAIRE

Zidi s'est ainsi construite une histoire malgré tout structurante. Parfois inégale et faite de déchirements. Parfois chaotique et marquée par une souffrance psychosociale. L'adolescente a petit à petit tissé sa toile à partir des points cardinaux qu'ont été tout à la fois les pédagogues, les travailleurs sociaux, les psychologues et les médecins.

Traiter l'épilepsie pour elle-même aurait été éminemment insuffisant. Une psychothérapie isolée n'aurait pas eu de sens, une scolarisation sans consultant externe aurait abouti à une impasse.

Certains paramètres, telles la dynamique familiale, l'influence des pairs ou la maturation propre de la personne sont d'une appréhension difficile pour les différents intervenants. Le facteur temps joue également un grand rôle. Soyons modestes, malgré les compétences des uns et des autres, nous ne maîtrisons pas tout face à la complexité d'une situation clinique. Le fait d'être présent, disponible dans la durée, malgré les fuites et les ruptures, a joué un rôle positif chez Zidi.

Il est ainsi pertinent d'avoir une personne de référence sur le long terme – au-delà des savants colloques et du tournus naturel des équipes –, un professionnel qui ait accès à l'ensemble des dossiers et qui soit en contact avec les patients au-delà de la consultation et de la structure institutionnelle. Ce suivi longitudinal multidisciplinaire, à la fois compétent et empathique, nous semble hautement souhaitable. Dans la pratique actuelle, il faut bien admettre que ce rôle est souvent tenu, sur plusieurs décennies, par le médecin traitant (et/ou consultant de l'institution), une des difficultés restant dans le changement pédiatre–généraliste lors du passage à l'âge adulte. Par ailleurs, on peut se poser la question si cet omnipraticien a toujours les compétences requises en déficience mentale ainsi que des intérêts suffisants pour l'intégration renouvelée d'un triple diagnostic.

Parfois, la surcharge de travail, les urgences du quotidien, l'absence d'étiologie (cause) précise au handicap peuvent mener à une certaine routine et à un manque de réactualisation des attitudes.

Chaque professionnel est confronté à ses limites ; nul médicament et nul contrat psychothérapeutique ou pédagogique n'est suffisant par lui-même dans ce type de situation. En effet, Zidi a tendance à parler de ses absences épileptiques aux éducateurs, de ses conflits au médecin, de ses vertiges au psychothérapeute... Elle excelle dans des manœuvres d'évitement et cherche les lacunes et les contradictions du système qu'elle met parfois en opposition avec les valeurs socioculturelles de sa famille.

À noter que le changement des intervenants ne va pas sans provoquer un blindage, un retrait affectif chez des personnes handicapées échaudées dans leurs attachements et qui hésitent dès lors à amorcer un engagement relationnel (Dusart, 1998 [43]).

La pratique est bien entendu dictée par la disponibilité au long cours de ce référent, qu'il soit éducateur, psychothérapeute ou médecin.

2 | DYSLEXIE ET DYSCALCULIE

KEVIN

Il s'agit d'un garçon de 10 ans, gaucher, collaborant, bilingue qui est à l'aise sur le plan moteur (natation, ski, vélo) ; ses parents et enseignants signalent chez lui un manque de maturité, des difficultés de concentration ainsi que des troubles d'apprentissage du langage écrit et surtout du calcul. Dans l'anamnèse personnelle, l'on relève l'apparition de ses premiers mots à l'âge de 2 ans, une absence de traumatisme ou d'infection. Sur le plan familial, son père et sa sœur ont également souffert de dyslexie.

Un quotient d'intelligence (QI) total est à 73, un QI verbal à 78 et un QI performances à 75. Les épreuves de dénomination, les connaissances lexicales et de syntaxe sont en dessous de la moyenne. Le langage écrit révèle une lenteur de décodage, des erreurs phonétiques et orthographiques. Sur le plan du calcul, les livrets ne sont pas acquis, les soustractions sont effectuées difficilement et Kevin a un niveau d'arithmétique de 7 ans et demi. Enfin, l'enfant ne semble pas avoir de problèmes de mémoire, de reconnaissance visuelle ni d'exécution.

Sa mère signale en outre l'apparition, il y a deux ans, de deux épisodes nocturnes de mouvements tonicocloniques brusques avec pertes de connaissance, en sus de « coupures du contact » diurnes plus fréquentes. L'enfant est très actif, dort mal, a des cauchemars. Neurologiquement, l'on remarque une malhabilité de la main droite. À l'électroencéphalogramme, l'on note un large foyer irritatif hémisphérique gauche. La résonance magnétique (IRM) met en évidence une dysplasie (malformation congénitale des sillons) corticale pariétotemporale gauche étendue.

Kevin est mis au bénéfice de Dépakine® puis d'Orfiril® (valproate) à doses thérapeutiques. Les crises épileptiques partielles ou généralisées cessent. L'EEG se normalise. Il profite d'un soutien pédagogique spécialisé à raison de 4,5 unités hebdomadaires. Toutefois, une lenteur à l'apprentissage, une dyscalculie et une dysorthographie persistent. Les troubles du sommeil et les cauchemars disparaissent.

PISTES

L'on observe un certain degré de dyslexie chez 10 % des enfants ; 2 % d'entre eux auraient une atteinte impliquant un retard scolaire. Il existe des familles de personnes dyslexiques ainsi qu'une forte concordance chez les jumeaux monozygotes (issus du même ovule). Étant donné que les garçons sont plus fréquemment atteints que les filles, le chromosome X ainsi que les hormones masculines ont été partiellement incriminés. Des comorbidités, dont le syndrome d'hyperactivité – troubles attentionnels (THADA) sont parfois observées.

L'origine postulée est un dysfonctionnement *a minima* de réseaux neuronaux (déficit de myélinisation : maturation de la gaine des nerfs ? neurotransmetteurs ?) se situant entre les lobes occipitaux responsables de la lecture et la région temporale du langage. À noter que de nombreux individus atteints de dyslexie sont gauchers.

Les examens neuroradiologiques sont souvent, en l'état de la technologie actuelle, normaux mais des dysgénésies corticales (malformations du cortex) et des ectopies neuronales (groupes de neurones en situation aberrante), vraisemblablement secondaires à des troubles de la migration cellulaire pendant la gestation, ont été décrites.

Le contexte psychoaffectif ainsi que l'environnement socioculturel peuvent jouer un rôle. Il existe plusieurs types de dyslexies ainsi que diverses approches psychopédagogiques pour leur traitement. L'intelligence globale des personnes qui en souffrent de manière isolée est en principe normale mais la dyslexie peut elle-même être associée à d'autres handicaps. En soi, nombre d'entre elles trouvent leur voie dans la société et ont une vie satisfaisante. Elles s'accommodent d'ailleurs mieux avec un univers multimédia qu'avec un monde littéraire. D'autres sont cependant gênées dans leur scolarité et leur cursus socioprofessionnel.

Force est de constater que la *dyscalculie* est fréquemment associée à la dyslexie. Les syndromes peuvent être toutefois complètement séparés : ne dit-on pas qu'Einstein était dyslexique ? Les aptitudes aux mathématiques ont une topographie plus complexe et plus diffuse. Plusieurs régions corticales sont mises en cause :

– l'hémisphère gauche (chez le droitier) pour l'appréhension des problèmes et la perception auditive ;

– l'hémisphère droit pour les performances visuospatiales;

– de plus, le lobe pariétal gauche joue un rôle dans la séquentialisation;

– les zones frontales dans la programmation;

– les aires occipitales dans la discrimination visuelle.

En d'autres termes, il n'y a pas de *bosse des maths* !

Les tableaux cliniques peuvent être variés selon le degré de l'atteinte, sa topographie, l'âge de son apparition (congénitale, petite enfance, âge scolaire, adulte...) mais aussi selon les stratégies pédagogiques dont l'individu a pu bénéficier.

La dyslexie et la dyscalculie peuvent être en relation avec des difficultés sociofamiliales, une épilepsie, des effets secondaires d'origine médicamenteuse, ainsi que des troubles du comportement.

Rappelons enfin que Léonard de Vinci, gaucher, écrivait (volontairement ?) de droite à gauche, parfois en miroir. Il était poursuivi par ses nombreux mécènes qui l'accusaient « de ne jamais finir ses œuvres ». L'éclectisme de ce génie hors normes était-il le reflet d'une surdouance et celui d'un THADA associé à une dyslexie ?

TRIPLE DIAGNOSTIC

L'épilepsie est souvent la « porte d'entrée » en *neurologie* pour des patients en situation de handicap. Kevin présente des crises comitiales nocturnes ainsi que des « absences » diurnes. L'examen révèle une malhabilité de la main droite et l'EEG montre un foyer irritatif hémisphérique gauche dû à une malformation congénitale. Cette dernière est sans doute à l'origine des crises et peut-être en rapport avec son retard mental modéré et ses troubles du langage. À noter cependant que Kevin est gaucher et qu'il est difficile d'attribuer sa dyslexie et sa dyscalculie à cette seule malformation temporale gauche. Son centre du langage a vraisemblablement migré dans une région hémisphérique droite dès son âge fœtal. Une composante génétique familiale est également probable, compte tenu que son père et sa sœur ont également souffert de dyslexie, sans qu'ils aient toutefois présenté une épilepsie d'origine lésionnelle.

Le p*sychiatre* n'intervient que peu dans ce genre de situation, ce d'autant que la pseudo-hyperactivité de Kevin ainsi que ses troubles du sommeil ont disparu avec le traitement antiépileptique.

Les *psychopédagogues* notent des quotients d'intelligence « limites », homogènes, le QI verbal étant curieusement supérieur aux autres paramètres. De toute évidence, l'aspect pédagogique est au premier plan avec un soutien et des stratégies appropriées pour l'apprentissage de la lecture, de l'orthographe et du calcul. Il est probable que de nombreuses décharges épileptiques aient elles-mêmes partiellement inhibé l'acquisition des connaissances. Malgré son aspect lésionnel, cette dyslexie, une fois « débarrassée » de la composante épileptique, n'a pas forcément un moins bon pronostic qu'une même affection chez la plupart de ses pairs ; cela, en raison de la plasticité dont le cerveau fait preuve dès l'âge fœtal. Une réévaluation des différents QI d'ici un à deux ans est intéressante, ces tests psychologiques ayant peut-être été « contaminés » par les différents facteurs susmentionnés.

COMMENTAIRE

La réciprocité des différentes approches nous semble être la clé d'une prise en charge efficace. Même si cela ne résout, bien entendu, pas tous les problèmes, faute d'une « potion magique ». Dans l'ici et le maintenant et en attendant d'autres améliorations de nos sciences respectives, une collaboration active ne peut être que fructueuse.

Donner des cours d'appui, alors que le cerveau de Kevin ne cesse de décharger et alors que des crises comitiales partielles plus ou moins avortées contaminent ses centres du langage, de la lecture et du calcul, est bien peu gratifiant. Il est par contre évident que le médicament ne va en aucune façon engrammer les connaissances et remplacer les stratégies de la pédagogue et de l'orthophoniste. Bien souvent, sans leur intuition (et celle des parents) quant à l'éventuelle présence concomitante d'un problème neurologique, l'enfant ne parvient tout simplement pas jusqu'au médecin. Les intervenants sur le terrain sont effectivement des observateurs privilégiés pour déceler la problématique et observer les effets primaires (ou secondaires éventuels) d'une médication.

Ainsi, les stratégies éducatives des uns et l'écoute psychothérapeutique des autres, tout autant que la pharmacothérapie et la prise en charge médicale sont confrontés à des échecs sans une interactivité de la part des professionnels.

3 | POLYHANDICAP

DANY

Suite à une infection congénitale par cytomégalovirus (CMV), Dany, actuellement âgé de 35 ans, a un polyhandicap important. L'on peut distinguer chez lui :

– un retard mental profond ;

– un syndrome pyramidal (touchant la motricité primaire) avec une tétraspasticité affectant, par définition, ses quatre membres ;

– un syndrome extrapyramidal comprenant des mouvements choréo-athétosiques (involontaires, amples) et des attitudes dystoniques axiales (en torsion) associées à un latérocolis (pulsion latérale) gauche ;

– un syndrome cérébelleux avec une composante ataxique (démarche ébrieuse) et des troubles de la coordination des bras et des jambes ;

– un syndrome préfrontal (inhibition–désinhibition) avec des réflexes archaïques (semblables à ceux des nouveau-nés) ;

– une microcéphalie (tête trop petite) avec une épilepsie de Lennox-Gastaut (type de comitialité grave associant des crises partielles à des crises généralisées et partiellement réfractaire aux traitements) ;

– des troubles neurosensoriels (vue, audition).

Malgré des signes autistiques (un repli sur lui-même, pas de contact avec ses pairs, des stéréotypies gestuelles, une absence de langage et une tendance à l'automutilation traduisant son anxiété face à chaque situation inhabituelle), Dany répond aux stimulations non verbales, apprécie la compagnie, les bains et les massages.

PISTES

Alors que Little en 1861 attribuait la majorité des handicaps neurologiques de l'enfant à l'anoxie (manque d'oxygène) périnatale, l'on estime actuellement que ce facteur n'est responsable que d'environ 8 % des polyhandicaps ; 40 % d'entre eux sont d'origine non identifiée mais ce pourcentage régresse constamment, notamment grâce au progrès de l'imagerie neuroradiologique, de la biochimie et de la génétique moléculaire.

Parmi les causes identifiées du polyhandicap (sur 100 %), on relève :

– 80 % de causes anténatales : malformations cérébrales, destructions vasculaires, causes inflammatoires, anomalies génétiques, métaboliques, alcool, toxiques… ;

– 8 % de causes périnatales : ischémie (manque de sang), hypoglycémie (déficit en sucre), ictère nucléaire (« jaunisse » touchant les noyaux gris du cerveau, responsables du tonus et de nombreux mouvements anormaux) ;

– 12 % de causes postnatales : séquelles traumatiques, hémorragies, infections, déshydratation, hydrocéphalie.

Les étiologies sont donc multiples, les tableaux cliniques polyformes, les sous-diagnostics nombreux ; les soins et les attitudes psychopédagogiques demandent beaucoup d'énergie et d'attention de la part des familles et d'équipes multidisciplinaires. Une réflexion éthique nous semble ici importante. Citons Squillaci-Lanners (2005) [110] : « Le défi de la recherche actuelle est de mettre l'accent sur le sujet polyhandicapé en tant que personne à part entière, pour favoriser ses interactions avec l'environnement, en faveur de ses capacités et non de ses restrictions intellectuelles et adaptatives. (…) Ces questions concernent la nature même de l'être humain, sa définition, ses valeurs. Nul membre de notre société n'est en mesure de se soustraire à la controverse suscitée par la présence des êtres polyhandicapés. »

TRIPLE DIAGNOSTIC

3

Chez Dany, la *situation neurologique*, secondaire à une ancienne fœtopathie infectieuse, est particulièrement importante. Elle comprend :

– une paralysie ;

– des troubles complexes de la coordination ;

– une atteinte dysmorphique ;

– des troubles sensoriels.

Il s'agit donc d'un polyhandicap qui, avec son retard mental profond, va bien au-delà du concept d'infirmité motrice cérébrale pure. Une épilepsie grave, secondaire, dite de Lennox-Gastaut péjore encore le pronostic et la qualité de vie de ce patient. Cette systématisation permet d'évoquer divers abords thérapeutiques, bien que ceux-ci ne soient que partiellement efficaces :

– médicaments contre la spasticité dont la limitation est la fatigue induite ;

– infiltrations de Botox® pour lever une dystonie majeure focalisée ;

– kinésithérapie pour l'incoordination cérébelleuse ;

– éventuelles interventions orthopédiques (conservatrices ou chirurgicales) contre les déformations squelettiques ;

– traitement optimal de l'épilepsie, ici partiellement pharmaco-résistante, tout en tenant compte des effets interactifs et cumulatifs des médicaments. À noter que les crises répétitives et les états de mal épileptiques sont plus fréquents dans une population de personnes avec retard mental que chez leurs pairs, ce qui demande une attention spéciale (Pellock *et al.*, 2000 [97]). Les nouveaux anticomitiaux élargissent les options thérapeutiques, donnent des avantages spécifiques dans certaines situations et ont globalement une meilleure tolérance (Rutecki *et al.*, 2002 [104]) ;

– détection et prise en charge à la fois médicale et éducative précoces des atteintes neurosensorielles : une surveillance et une compensation par des lunettes optiques, des prothèse(s) auditive(s) (ici plutôt que des implants) et des moyens dits *augmentatifs* (téléthèses : outils technologiques avec commande à distance).

Il est évident que le *psychiatre* a des possibilités limitées chez cette personne. Par contre, il peut aider la famille et l'équipe thérapeutique dans leur action face aux besoins non verbalisés ou aux réactions paradoxales de Dany.

Une stratégie *psychopédagogique* est bien entendu de première importance pour développer, tant que faire se peut, une certaine autonomie, une qualité de vie interactive. Dans la présente situation, il ne s'agit pas d'acquisitions de connaissances mais avant tout de soins psychocorporels journaliers visant à la meilleure qualité de vie possible. Au-delà des mesures infirmières à proprement parler, le projet éducatif vise à favoriser la communication par une structuration des activités, des stimulations appropriées, des pictogrammes. La collaboration entre les éducateurs spécialisés et les médecins est indispensable pour traiter au mieux les différents types de crises comitiales sans sédation ni effets secondaires excessifs. Par ailleurs, on sait que tout incident infectieux ou digestif peut prendre des proportions catastrophiques chez ces personnes en situation de polyhandicap. L'équipe éducative est particulièrement attentive à la survenue d'éventuels encombrements bronchiques, de fausses routes, de problèmes cutanés telles une mycose du petit bassin ou des escarres, lesquelles peuvent être évitées par des soins préventifs adéquats. La même attitude vaut, le cas échéant, pour des déformations orthopédiques (scoliose, luxation des hanches secondaires à la spasticité, etc.). La psychomotricité, la kinési- et l'ergothérapie ont chacune un abord spécifique, bien que leurs techniques parfois se fertilisent les unes, les autres. Pour autant qu'elles soient coordonnées, elles s'inscrivent parfaitement dans un projet thérapeutique efficient :

– développement du schéma corporel ;
– régulation des perceptions sensitives et du tonus musculaire ;
– évitement de positions induisant un clonus ;
– stratégies pour se relever ;
– emploi éventuel d'un déambulateur ;
– minimisation des mouvements involontaires, des stéréotypies et d'une auto-stimulation parasite ;
– apprentissage de gestes simples et de fonctionnements utiles (par exemple pour la toilette et le repas) ;
– stimulation d'une activité créatrice, même très simple, en atelier ou dans un espace ludique.

COMMENTAIRE

Il est quand même assez étrange que, depuis plus de vingt ans, la littérature ne parle que d'un *double diagnostic* pédagogique–psychiatrique. Ici, dans une situation de polyhandicap grave, le binôme s'articule de toute évidence essentiellement entre la médecine somatique (dans le sens large du terme, y compris les sciences paramédicales) et la pédagogie. Toutes les thérapies et activités sus-mentionnées ont bien entendu leurs limites propres, sont complémentaires et doivent s'inscrire dans le vécu quotidien des patients. Elles sont mises en situation dans un esprit empathique et sans sur-stimulation ni activisme inutiles.

La psychiatrie dans ce cas précis, a un rôle de second plan. Elle intervient surtout comme soutien des équipes elles-mêmes, ce qui n'est d'ailleurs nullement négligeable. Dans une situation comme celle de Dany, les éducateur(trice)s passent une bonne partie de leur temps à donner des soins de type infirmier (médicaments, prévention des escarres, sphincters, soins du petit bassin, *nursing* en tout genre), alors qu'ils n'ont pas nécessairement été formés pour cela. Qu'advient-il lorsque se produit une erreur ? Souvenons-nous que notre société devient de plus en plus procédurière. Une solution est sans doute la formation permanente et la collaboration multidisciplinaire, de telle manière que les compétences des uns et des autres tissent une « toile » efficace, en une manière « d'Intranet » éducatif et thérapeutique.

4 HYPERACTIVITÉ ET DÉFICIT ATTENTIONNEL

CYRIL ET JOAQUIM

CYRIL

Né d'un accouchement difficile (circulaire du cordon ombilical), Cyril a une bonne adaptation néonatale. Il marche à 16 mois, commence à parler vers 18 mois. Dès l'âge de 5 ans, l'enfant a des troubles du comportement considérables. Il entre fréquemment en conflit avec ses camarades et ses enseignants, ne tient pas en place, a des troubles majeurs de la concentration. Les autres parents d'élèves demandent son expulsion de l'école. Cyril bénéficie d'une prise en charge psychiatrique et psychopédagogique. Son QI total est à 81, son QI verbal à 78 et son QI performances à 88. L'IRM, l'EEG, diverses prises de sang et l'examen neurologique sont normaux.

Malgré quelques atypies pour un diagnostic de THADA (lequel peut d'ailleurs être une comorbidité d'autres troubles du comportement), le garçon reçoit un traitement de Ritaline® : « ça a viré du jour au lendemain », dit sa mère. Après deux ans, ce médicament est progressivement retiré, l'enfant ayant moins de troubles de la concentration. Cependant des attitudes oppositionnelles à l'école persistent ; il est décrit comme bruyant, arrogant et montrant des « conduites dissociales ». L'enfant a une telle agressivité vis-à-vis de jumeaux plus jeunes que lui qu'il est placé dans un foyer éducatif. Des petites doses d'un neuroleptique (Truxalettes®) puis la reprise de la Ritaline® se soldent alors par un échec. Cyril, qui a une dyslexie–dysorthographie, montre malgré tout des performances scolaires qui vont en s'améliorant, sans qu'il ne puisse toutefois réintégrer des classes normales. Ses parents hésitent également à le reprendre à domicile.

JOAQUIM

Joaquim est un jeune homme de 21 ans, apparemment en bonne santé. Il vient d'entrer à l'université. Ses parents, cadres de haut niveau, sont décrits comme très dynamiques et surchargés de travail. Dès son plus jeune âge et durant toute sa scolarité, il a été puni à de nombreuses reprises pour indiscipline. Il a été placé en internat, a manqué de se faire renvoyer à plusieurs reprises malgré des résultats scolaires acceptables et a dû redoubler sa dernière année avant le baccalauréat. Joaquim a toujours refusé un suivi psychothérapeutique, quand bien même on aurait évoqué chez lui toutes sortes de diagnostics tels un état maniaque, un trouble de la personnalité ou même une psychose débutante…

Une généraliste pensant à un THADA jusqu'ici méconnu, lui a proposé de la Ritaline® retard (SR) à petites doses. Le jeune homme décrit ce médicament comme « salvateur » : il lui aurait permis de passer son baccalauréat. L'étudiant n'en abuse pas mais dit en avoir besoin lors de ses cours à l'université pour se concentrer et « rester dans son banc ». Toutefois, il n'en prend pas lors d'activités artistiques : « cela m'inhibe trop en fin de semaine et pendant les vacances », dit-il.

Joaquim poursuit actuellement ses études avec succès et n'a aucun autre symptôme psychopathologique.

PISTES

Le trouble hyperactif avec déficit attentionnel est un syndrome fréquent (on estime qu'il touche environ 5 % de la population enfantine) auquel les enseignants sont régulièrement confrontés. Il n'est pas synonyme de déficience ; l'on pense que des génies tels Mozart, Disney, César ou Jules Vernes en étaient affectés. Des relations THADA–surdouance ont été décrites. Une particularité intéressante a été observée chez les enfants surdoués ; l'hyperactivité serait essentiellement présente à l'école et non à la maison (Tordjman, 2006 [119]).

Ces patients sont souvent impulsifs, désordonnés, instables dans leurs performances scolaires, ont des difficultés à se concentrer, des troubles relationnels avec leurs parents, leurs maîtres et même leurs camarades. L'épuisement de la mère fait partie du diagnostic clinique. Ils sont l'objet de réprimandes et de punitions, d'exclusion parfois (Haenggeli, 2002 [58]). Une composante génétique est probable. Il s'agirait de dysfonctions de la dopamine (instabilité du transporteur de ce neurotransmetteur, particularités de différents récepteurs).

Les troubles de la concentration peuvent être isolés et par là même plus difficiles à diagnostiquer, chez la fille en particulier. Lors de l'adolescence, l'expression clinique du THADA varie parfois avec les règles.

Les comorbidités sont le plus souvent la dyslexie, des tics ou un trouble obsessionnel compulsif (TOC). Certaines décompensations anxieuses ou un comportement oppositionnel peuvent en être des conséquences. Les symptômes commencent en principe avant l'âge de sept ans (critères CIM 10 – classification internationale des maladies [éd. 10] – ou DSM IV R – *diagnostic and statistical manual of mental disorders* [éd. IV] [révision]), mais le diagnostic est parfois établi nettement plus tard.

Il faut également dresser le diagnostic différentiel d'un trouble bipolaire dont le traitement est radicalement différent :

– lithium ;

– stabilisateurs de l'humeur de la classe des anticomitiaux ;

– éventuels neuroleptiques de la dernière génération.

À noter que ce diagnostic, à l'instar d'un trouble oppositionnel, peut être une comorbidité du THADA (Aubry *et al.*, 2007 [2]).

Ce syndrome coûterait en dépenses socioéducatives supplémentaires trois milliards de dollars par an aux États-Unis. Dans ce pays-là, un petit garçon hyperactif, blanc, de la classe moyenne aurait 95 % de chance d'être traité. Une fillette avec des troubles attentionnels isolés, noire, dans un quartier pauvre aurait 15 % d'opportunités d'être prise en charge par un traitement médicamenteux combiné à des mesures psychopédagogiques.

Un suivi scolaire, psychologique ainsi que sociofamilial est incontournable. De plus, le méthylphénidate (Ritaline®/Concerta®) peut donner des résultats spectaculaires. Il faut, à cet effet, des indications médicales strictes (Zametkin *et al.*, 1999 [126]). Ses interactions et ses éventuels effets secondaires (apathie, augmentation des tics, troubles digestifs et du sommeil) sont surveillés, de concert avec l'enfant, ses parents et ses éducateur(trice)s. Nous trouvons là, une fois de plus, une synergie de prime importance entre la personne et les acteurs psychopédagogiques.

TRIPLE DIAGNOSTIC

Au contraire de Dany, les *déficits neurologiques* sont limités chez Joaquim, bien que l'on sache que le THADA est avant tout un problème de neurotransmission dû à un dysfonctionnement probablement congénital de la dopamine. Comme on le voit dans ces deux exemples cliniques, l'emploi de méthylphénidate a, en tout cas pour Joaquim, une action significative à moyen terme.

La situation est plus complexe chez Cyril qui présente un contexte *psychiatrique* bien particulier. Chez lui, le THADA n'est probablement qu'une facette d'un trouble des conduites comprenant des relations perturbées avec ses frères jumeaux, ses parents et son entourage scolaire. Son quotient d'intelligence est également affecté de manière homogène. Ce n'est qu'au prix d'une prise en charge à la fois individuelle, familiale et institutionnelle que Cyril évoluera de manière satisfaisante.

Les mesures *éducatives* sont donc au centre du développement personnel et social de Cyril. Chez Joaquim, la situation est inverse, alors que tous les appuis et changements d'établissements avaient été inopérants, l'introduction ponctuelle de Ritaline® a permis une concentration satisfaisante chez ce jeune homme, lui permettant de passer son baccalauréat et d'entreprendre sans encombre des études universitaires. Loin d'être une panacée, le méthylphénidate peut être, dans des indications précises et avec un suivi strict, d'un apport remarquable, quel que soit l'âge du jeune patient. Les psychothérapeutes non prescripteurs ne doivent pas en dénier l'action. Dans le doute, un essai clinique limité à quelques jours ou quelques semaines peut être tenté sous observation psychopédagogique rigoureuse.

COMMENTAIRE

Nous n'avons pas de marqueur biologique, neuroradiologique ou électroencéphalographique pour faire le diagnostic de THADA. Tout au plus y a-t-il parfois, en cas de doute, une indication à pratiquer un EEG pour exclure le diagnostic différentiel d'absences épileptiques lors de troubles attentionnels atypiques. Certains professionnels emploient des scores ou des questionnaires *ad hoc*. Curieusement, on commence à voir dans certaines écoles des dépistages obligatoires administrés à toute une classe, sans l'aval des parents et sur la base de tests dont on ne connaît pas la validation. Cette approche, hors consultation est aux limites de l'éthique ; elle nous semble inappropriée de la part de psychologues dont le pain quotidien est censé être la relation à l'autre.

D'un point de vue pédagogique, on tente de canaliser l'écolier, de réduire ses sources de distraction, de maintenir un contact visuel avec l'enseignant ; on encourage des activités sportives régulières. Le punir, en lui ordonnant de rester à son pupitre lors de la récréation, est une erreur.

La reconnaissance des capacités propres est importante chez ces enfants qui ont été en butte à de nombreux échecs et brimades. Il en est de même d'une médiation avec leurs pairs. En cas de traitement médicamenteux, un enseignant informé peut dialoguer avec le médecin et les parents, observer des tics ou une baisse des performances en fin de doses (auquel cas, on peut, par exemple, adapter la chronologie des prises, le type de formulation à plus ou moins longue durée d'action : Ritaline LP®, Concerta LP®).

Nous avons vu un professeur des écoles déléguer des tâches (mise à disposition du matériel de gymnastique, arbitrage) à un adolescent hyperactif. Celui-ci s'est senti valorisé (« c'est moi le coach ») et ses activités scolaires se sont alors nettement améliorées, sans que ses camarades n'en prennent ombrage, car l'adolescent avait un grand sens de l'équité (comme c'est souvent les cas chez des personnes ayant un THADA).

La stratégie éducative des enseignants ainsi que la collaboration des parents occupent donc une situation centrale. Il en est de même lors du traitement médicamenteux. Se passer de ces interactions est tout simplement une erreur thérapeutique. Plutôt qu'un *deus ex machina*, le médecin est un consultant, un conseiller *unus inter pares*.

5 | HORMONES ET ADOLESCENCE

JOSIANE

Josiane est une adolescente de 15 ans, dont l'origine du handicap reste obscure. Elle vit en institution, a un QI moyen de 62. Ses règles ont débuté à l'âge de 13 ans. Ses performances cognitives et sa concentration semblent meilleures au milieu de son cycle. Par contre, elle se sent davantage irritable en période prémenstruelle (avant les règles) et présente alors des maux de tête avec sono- et photophobie (sensibilité extrême aux sons et à la lumière) accompagnés de nausées.

Sa sœur jumelle Tania, qui est collégienne, lui a récemment confié qu'elle sécrétait du lait de manière étrange...

De caractère assez vif, Josiane ressent des émotions envers Jean, l'un des jeunes gens de l'atelier protégé. Il a 16 ans, se conduit de manière réservée, est affecté par un syndrome de Klinefelter (deux chromosomes X+1Y) et ne semble pas indifférent à elle.

La mère de Josiane s'oppose catégoriquement à cette relation ; elle demande la stérilisation de sa fille, arguant qu'une tante handicapée avait elle-même eu un « enfant malformé ».

La situation est compliquée par le fait que Josiane n'a pas supporté, l'an passé, un traitement hormonal oral pour son acné et qu'elle a récemment souffert d'une thrombose à la jambe gauche.

PISTES

L'adolescence est caractérisée par une différenciation accrue due aux hormones sexuelles. Au-delà des traits physiques que celles-ci engendrent, leur influence est importante sur le développement psychique de l'individu.

L'on sait également que les hormones influencent les neurotransmetteurs. Les œstrogènes favorisent la sérotonine (importante pour l'humeur, le sommeil) et antagonisent (inhibent partiellement) la dopamine qui contribue, entre autres, à l'activité motrice. Ainsi, le début de la baisse des œstrogènes en fin de cycle peut-elle être coresponsable de troubles thymiques (de l'humeur) concomitants observés chez certaines femmes d'une part, et correspondent à une augmentation des tics et des bégaiements chez celles qui en souffrent déjà, d'autre part.

Certains troubles du comportement alimentaire telle l'anorexie mentale (touchant essentiellement les filles) vont souvent de pair avec les bouleversements hormonaux de l'adolescence.

C'est lors de ces transformations que la personne va être confrontée à son choix identitaire sexuel (acceptation de son corps, homosexualité éventuelle) et social, avec d'éventuels troubles des conduites chez le jeune homme ou des troubles émotionnels chez la jeune fille.

Le système auto-immun est également influencé par ces imprégnations hormonales ; mentionnons l'apparition, le cas échéant, chez la jeune adulte, de la sclérose en plaques, du lupus érythémateux disséminé (rapport femmes/hommes de 10 à 1), de troubles thyroïdiens, pour ne mentionner que ces trois affections ayant des implications sur le système nerveux central.

Les personnes handicapées en âge de bouleversement hormonal vivent donc, non moins que les autres, ces métamorphoses à la fois fonctionnelles et structurelles, ce d'autant qu'elles sont déjà fragilisées.

En effet, « l'adolescence a été négligée pendant longtemps dans le domaine des déficiences intellectuelles, reléguée au rang de phase de transition entre l'enfance et l'âge adulte. (...) Plus que leurs pairs non déficients, ces adolescents sont soumis à un ensemble de contraintes personnelles et sociales dont l'impact va influencer de manière durable leur vie d'adulte » (Lambert, 2002 [76]).

TRIPLE DIAGNOSTIC

En l'absence de causalité connue, le *pôle neurologique* reste ténu chez Josiane. Ses céphalées sont par contre typiquement migraineuses et dépendent de son cycle menstruel. Quant à la galactorrhée (sécrétion de lait) de sa sœur, elle justifierait effectivement des investigations de l'hypophyse et des ovaires, notamment pour exclure une cause tumorale. L'endocrinologie n'est de loin pas absente chez les adolescents handicapés. Une substitution hormonale peut, par exemple, être proposée aux personnes souffrant d'un syndrome de Turner ou de Klinefelter.

Certains psychologues ou psychiatres spécialistes en sexologie sont à même de contribuer à la gestion de problèmes sexuels chez des personnes en situation de handicap. La relation d'attirance mutuelle chez Josiane et Jean est naturelle, mais elle s'inscrit dans un cadre particulier et requiert à la fois un encadrement *a minima*, une contraception (quand bien même la fertilité du jeune homme souffrant d'un syndrome de Klinefelter est faible) ainsi qu'un dialogue avec leurs parents afin que les uns et les autres puissent, le cas échéant, vaincre certains préjugés.

C'est dans ce continuum que s'inscrit l'action *éducative*. Chez d'autres personnes, il en est de même pour des problématiques hormono-dépendantes tels que l'anorexie mentale, l'auto-stimulation, le vécu des règles chez l'adolescente, la gestion de la contraception, etc. Il s'agit de trouver, selon Françoise Vatré (2006) [120], « des solutions respectueuses de la singularité de chacun (...), de favoriser un canal d'expression (...) afin de ne pas laisser ces adolescents et ces adolescentes, ces hommes et ces femmes, perdus dans le désert de leur corps ». Face à ces « compulsions qui les submergent en réponse à un appel physiologique informulable », il nous convient de « chercher à mettre du sens, avec tendresse et humanité ».

COMMENTAIRE

Ces situations délicates se trouvent souvent aux confins de l'éthique et d'une philosophie de vie. Gynécologues, endocrinologues, neurologues, psychothérapeutes ou sexologues se doivent d'y avancer avec le plus grand tact et la plus prudente circonspection. Être toujours à l'écoute, prendre, cas échéant, l'avis des parents et des référents, tout en respectant la personnalité du sujet devraient être des attitudes frappées par le bon sens. Certaines institutions commencent à mettre sur pied des cours d'éducation sexuelle spécifiques pour personnes handicapées. Des endroits privatifs sont développés. La contraception des personnes intellectuellement déficientes n'est plus un tabou. Le confident peut être le référent habituel ou un autre professionnel avec lequel le sujet a un contact privilégié. On se rend (enfin) compte que ces personnes ont des ressentis comme tout un chacun et que leur vécu n'est pas une option mais bien un droit. En d'autres termes, il s'agit ici, en quelque sorte, d'une coexistence naturelle entre la physiologie, la psychologie et un apprentissage à la fois cognitif et affectif ; une manière d'être au cœur d'une triple convergence.

6 | TROUBLES DU SOMMEIL

OLIVIER

La stagiaire institutrice signale chez Olivier un épisode de mouvements saccadés des lèvres, de la joue et de la paupière droite pendant une leçon. La mère de l'écolier a remarqué depuis quelques mois des « états de somnambulisme » pendant lesquels l'enfant se lève, marmonne des paroles incompréhensibles alors qu'il a les yeux ouverts. Olivier ne se souvient en rien de cet état de choses. Par ailleurs, il se plaint de cauchemars. Il est en cinquième année d'école primaire, a suivi jusqu'ici des classes normales mais rencontre des difficultés en orthographe. Dans l'anamnèse familiale, on relève que son frère est épileptique. L'enfant n'a apparemment pas eu de traumatisme crânien ni de choc psychologique particulier.

L'examen neurologique est parfaitement normal. Par contre, l'électroencéphalogramme montre à plusieurs reprises des pointes lentes survoltées, stéréotypées, dans les régions pariétotemporales médianes, surtout à gauche, avec une diffusion bilatérale. Vu cette discrète latéralisation, l'on demande une résonance magnétique cérébrale qui est sans particularité.

Le diagnostic est celui d'un pseudo-somnambulisme. Il s'agit en fait d'une épilepsie à *pointes au vertex*, dite *rolandique*, affection bénigne et de pronostic favorable, même sans traitement. L'on pense que ce syndrome est une dysmaturité transitoire, reflétant le développement cérébral particulier de certains enfants. L'épisode en classe correspond, chez Olivier, à une crise partielle motrice d'origine hémisphérique gauche (provoquant les secousses de la partie droite de son visage, puisque ces voies cérébrales sont croisées).

Il n'est pas exclu que les troubles orthographiques de cette personne droitière aient une relation avec cette immaturité fonctionnelle prédominant dans les zones temporales gauches, siège du langage. L'on opte, après discussion avec l'enfant et sa mère, pour une abstinence thérapeutique. Olivier reste sous observation. L'évolution est bonne, y compris sur le plan scolaire.

PISTES

Apprendre pendant son sommeil (par exemple avec des CD audio) est un leurre. L'on sait toutefois que le sommeil a certainement un rôle dans la fixation (engrammes) des notions acquises pendant l'éveil. Il est bien connu qu'un problème se décante parfois pendant la nuit et qu'une solution apparaît alors évidente lors de l'éveil. De même, la répétition d'un thème avant l'endormissement a-t-elle une action positive sur l'encodage.

Dormir dépend de paramètres génétiques propres à chaque personne. Il s'agit d'un processus *actif*, variant avec l'âge de l'individu. Via des neurotransmetteurs imparfaitement connus (dont la sérotonine), le sommeil peut être, dans sa désorganisation, le reflet d'une dépression, d'une anxiété ou d'une psychose. Divers troubles (apnées nocturnes, réveils spontanés, etc.) induisent fatigue, endormissements diurnes et baisse de la vigilance. Ces phénomènes sont évidemment délétères pour l'apprentissage.

Les enseignant(e)s sont souvent confronté(e)s à cette problématique. De plus, les éducateur(trice)s spécialisé(e)s de garde dans une institution, rencontrent parfois des signes curieux :

– des crises comitiales (le sommeil peut paradoxalement abaisser le seuil épileptogène) ;

– des parasomnies (somnambulisme, terreurs nocturnes, somniloquie, cauchemars).

TRIPLE DIAGNOSTIC

Les troubles du sommeil peuvent avoir un aspect *neurologique*. Certaines connaissances concernant ces phénomènes et l'action différentiée des somnifères ne sont pas inutiles, notamment en institution. Chez Olivier, on aurait pu confondre son épilepsie avec un somnambulisme.

Les difficultés d'endormissement sont souvent l'expression d'un trouble anxieux parfois banal, réactionnel à une tension *psychique*. Des réveils nocturnes avec des difficultés de réendormissement sans autre cause somatique, peuvent être toutefois le reflet d'une affection psychiatrique, à savoir d'une dépression. On sait également qu'une psychose peut provoquer une désorganisation du sommeil. Il en est de même dans une démence présénile chez une personne trisomique. Au lieu d'occulter cette symptomatologie par un hypnotique, une évaluation plus large permet de démasquer la problématique sous-jacente. Il va de soi que les traitements sont adaptés aux différents diagnostics.

Les *éducateurs spécialisés* sont à même de fournir des informations précieuses quant à la qualité du sommeil des personnes intellectuellement déficientes dont ils ont la charge. Comme dans l'épilepsie, ces descriptions sont de la plus haute importance, tant pour le neurologue que pour le psychiatre. La structuration de la fin de journée, les rituels avant l'endormissement, les objets transitionnels, l'environnement dans lequel la personne va s'abandonner à cette « petite mort » qu'est le sommeil sont de première importance. On rassure une personne handicapée quant à la normalité de ses phénomènes myocloniques (secousses musculaires) lors de l'endormissement, quant à ses rêves et cauchemars ou quant au bruxisme et à la somniloquie chez son voisin de chambre. Par contre, l'observation de crises cloniques partielles ou généralisées, d'une apnée du sommeil, de pertes d'urines inhabituelles, etc. peuvent mettre sur la piste d'un diagnostic traitable par des médicaments antiépileptiques, un respirateur, une restriction hydrique en fin de journée ou d'autres mesures diététiques.

COMMENTAIRE

Phénomène étrange que le sommeil, qui a, de tout temps, été l'objet d'interminables spéculations. Rappelons les interprétations des rêves chez les Égyptiens ou dans la *Bible*, les légendes qui truffent les civilisations les plus diverses. Espace de temps auquel on s'abandonne quotidiennement, pendant lequel on *baisse la garde*, où l'inconscient prend le dessus, où s'inscrivent des paramètres éthologiques (différences entre les espèces), personnels (grands et petits dormeurs), maturationnels (le bébé dort trois fois plus que le vieillard), des composantes culturelles (l'Esquimau ne dort pas comme un Européen ; on dormait assis au Moyen Âge). Qui dit dormir, dit également vigilance diurne et acquisition des connaissances, point central de toute éducation cognitive. Qui dit dormir, dit également psyché (de *psukhê*, l'âme). Si le travail onirique fut pour Freud une source inépuisable de recherches, des laboratoires du sommeil ont éclos ces dernières décennies. On a objectivé des cycles, des parasomnies, des apnées, des mouvements anormaux, des épilepsies morphéiques, des profils de déstructuration du sommeil.

Toujours est-il que celui-ci est un point de rencontre des maladies psychiques et physiques. Ses perturbations peuvent être le reflet d'angoisses, de dépression, voire d'une psychose. Elles peuvent elles-mêmes induire fatigue, troubles de la vigilance et du comportement diurne. Bien que l'on en sache davantage à propos de sa physiologie et de ses neurotransmetteurs, le sommeil reste un domaine mystérieux où s'inscrivent les expériences de la vie, où se réorganise la mémoire, où se structure la pensée.

Nul besoin d'insister à propos de notre ignorance quant à la biochronologie des personnes déficientes intellectuelles. On sait malgré tout, par exemple, que l'insomnie est très commune dans un syndrome d'Angelman (*cf.* chapitre 8). Par ailleurs, les crises comitiales nocturnes sont bien plus fréquentes que ce que l'on suppose généralement. De toute manière, l'organisation éveil–sommeil a une importance incontournable en pédagogie spécialisée comme en pédagogie tout court.

7 CHANGEMENTS D'ENVIRONNEMENT

ISABELLE

Il s'agit d'une personne trisomique 21 de 33 ans, séjournant depuis plusieurs années dans une institution. Elle présente également des troubles phobiques et, depuis deux ans, des rares crises comitiales tonicocloniques généralisées. Ses paramètres neurologiques n'ont pas changé, Isabelle reste adaptée à son milieu. Elle a bien supporté l'introduction progressive de valproate (Dépakine®) à petites doses dès le début de sa nouvelle symptomatologie :

- pas de prise de poids ni de fatigue excessive ;
- pas de tremblements ni de perte de cheveux ;
- paramètres sanguins sans particularité.

Les crises ont cessé pendant dix-huit mois. À noter l'absence d'intoxication, d'autres médicaments, de troubles du sommeil ou de maladie intercurrente.

Par la suite, l'unité dans laquelle Isabelle réside a dû temporairement déménager pour raisons de rénovation. L'on observe une baisse de ses performances à l'atelier et lors d'autres activités socioéducatives. Son entourage signale huit « crises » en cinq mois. Certaines d'entre elles ne sont qu'imparfaitement consignées, mais, selon l'éducatrice référente, le dernier malaise aurait été caractérisé par un état d'anxiété, un « spasme » des deux membres supérieurs, ainsi qu'une obnubilation suivie d'une grande fatigue. Toutefois, aucune morsure de langue ni de perte d'urine, de latéralisation ni d'état confusionnel post-critique n'ont été relevés. Avant cet événement, le sommeil était, semble-t-il, normal et il n'y aurait pas eu d'oubli médicamenteux.

Lors d'un nouveau contrôle neurologique, l'on est en présence d'une personne trisomique 21 mutique mais collaborante, par moments souriante. Elle a une attitude cyphotique (en flexion cervicodorsale). L'on note un balancement antéropostérieur fréquent sur sa chaise. Sa démarche est quelque peu chaloupée, sans changement récent, selon le personnel éducatif.

La jeune femme présente par ailleurs des réflexes normaux et symétriques, une absence de nystagmus (mouvements saccadés des yeux, *parfois* dus à une surcharge médicamenteuse) ou de tremblement toxique. Sur l'électroencéphalogramme, on voit à plusieurs reprises une ébauche d'éléments dysrythmiques (instables) diffus sur les deux hémisphères, sans décharge et sans foyer latéralisé. Les taux sanguins de valproate sont normaux.

L'on rassure Isabelle et sa famille, sans changer de traitement. L'évolution est satisfaisante et les crises (ou pseudo-crises) cessent complètement avec la fin des travaux de rénovation.

En fin de compte, la situation est actuellement bénigne, vraisemblablement plurifactorielle, telle qu'on la vit souvent en pratique.

PISTES

Il n'est pas rare que l'entrée dans une institution, qu'un déménagement de cette dernière ainsi qu'un changement d'éducateur(trice), de maître(sse) d'atelier ou de chambre induisent des troubles du comportement chez une personne en situation de handicap. L'on peut alors assister à une régression de ses performances, à un repli sur elle-même, mimant une maladie ou une péjoration de son retard mental. Des mouvements stéréotypés ou même des événements ressemblant à une épilepsie sous-jacente peuvent également survenir.

Le diagnostic différentiel n'est pas toujours simple et conduit parfois à des aberrations thérapeutiques. L'introduction d'un antidépresseur peut, par exemple, abaisser le seuil comitial.

L'on sait également que 30 % des personnes épileptiques ont, de manière plus ou moins concomitante, des troubles subtils du comportement qui peuvent ressembler à s'y méprendre à de véritables événements électrocliniques.

L'augmentation indue de la médication anticomitiale a souvent pour conséquence une péjoration de la vigilance, de l'idéation et de la programmation, donc de l'apprentissage chez ces personnes dont l'équilibre est précaire.

Une observation fine journalière, un éventuel enregistrement des accès paroxystiques par caméra (cas échéant, par téléphone portable avec vidéo), une discussion entre éducateur(trice)s, personnel soignant et médecins sont des contributions précieuses pour éviter une escalade thérapeutique délétère.

TRIPLE DIAGNOSTIC

Outre une trisomie 21 (syndrome de Down : présence d'un troisième autosome 21 sur la carte chromosomique, dite caryotype), Isabelle souffre, d'un point de vue *neurologique*, d'une épilepsie généralisée avec une faible expression clinique sous une médication bien supportée. Une progression rapide de la symptomatologie trisomique ou de son épilepsie secondaire est fort improbable. La comitialité pose d'ailleurs rarement des problèmes majeurs chez ce type de patients, raison pour laquelle le neurologue évoque avant tout des facteurs déclenchants à l'origine des crises actuelles. L'on sait que dans 90 % des situations, ceux-ci sont une interruption de la médication, un manque de sommeil ou la prise d'alcool. Ce qui n'est pas le cas chez Isabelle.

Des *facteurs psychosociaux* sont parfois au premier plan. Il est bien connu qu'un déménagement peut être, par exemple en gériatrie, la source d'une décompensation dépressive, voire d'un état confusionnel ou régressif. À l'instar de leurs aînés, les personnes en situation de handicap peuvent être très sensibles à une modification de leur environnement. L'introduction d'antidépresseurs est le plus souvent inappropriée, car il s'agit d'une situation réactionnelle, temporaire, qui peut être gérée sans intervention biochimique.

Sur la base de cette collaboration interdisciplinaire, les *éducateurs* rassurés poursuivent leur encadrement d'Isabelle. On ne saurait trop valoriser le dialogue et l'interactivité. Des explications empathiques, la visite du chantier de rénovation, une dynamique de groupe avec ses pairs, des jeux de rôle (où Isabelle a pu « prendre la place » du peintre) ainsi qu'une participation active à la décoration de sa nouvelle chambre ont eu raison, sans médication aucune, des troubles anxieux et des somatisations d'Isabelle.

COMMENTAIRE

L'augmentation ou le changement de l'antiépileptique par le médecin aurait été, dans cette situation précise, injustifié. Il n'était pas non plus opportun d'entrer en psychothérapie des profondeurs ou d'introduire un psychotrope. Un neurologue a pu écarter une décompensation comitiale : l'éducateur, rassuré, est redevenu l'acteur principal. Le soutien a été factuel, *terre à terre*, adapté à une modification de l'environnement. En lieu et place d'une escalade médicamenteuse, la prise en charge tripartite aboutit à une attitude de bon aloi. Dans ce cas précis, expliquer à Isabelle les rénovations en cours, visiter le chantier et lui faire choisir la nouvelle couleur de sa chambre lui ont permis d'être sa propre cothérapeute.

8 | SYNDROME D'ANGELMAN

8

NELLY

Cette jeune fille présente un syndrome d'Angelman typique, tel qu'il est décrit plus bas. Le diagnostic a été posé chez elle à l'âge de 10 ans. Nelly vit en institution. À noter qu'elle reçoit du Rivotril® à raison de 3 × 2 mg/j, ce qui est considérable et équivaut à 60 mg de Valium®. Lors d'un changement d'éducatrice, l'on assiste à une décompensation de son sommeil qui était déjà fragile. Un médecin de garde, consulté en urgence, lui donne du Nozinan® 25 mg (neuroleptique sédatif). Nelly devient alors triste et perd son aspect enjoué habituel.

De plus, il faut préciser qu'elle a été récemment mise sous Cyclacur®, traitement hormonal introduit en raison de règles irrégulières et abondantes.

Cliniquement, l'on est en présence d'une personne de 16 ans, mesurant 174 cm, avec un retard mental profond, presque mutique mais câline avec ses parents qui l'accompagnent. Elle a une démarche saccadée avec des troubles de l'équilibre, des réflexes archaïques (palmo-mentonnier, réflexes cardinaux et de succion), ainsi que des signes d'activité préfrontale (mouvements stéréotypés) et des mouvements d'évitement. La compréhension non verbale des consignes est bonne.

L'électroencéphalogramme montre, sur un fond de pointes suivies d'ondes lentes, une forte imprégnation médicamenteuse (ondes rapides « bêta », dues au Rivotril®). Au scanner, l'on voit un élargissement des ventricules cérébraux, sans signe d'hypertension intracrânienne.

L'on procède à un sevrage progressif du neuroleptique et l'on propose une très lente et prudente diminution du Rivotril®. Lors d'une consultation de contrôle, Nelly a retrouvé sa joie de vivre, un sommeil acceptable et davantage d'équilibre.

PISTES

Ce syndrome décrit pour la première fois par le pédiatre anglais Harry Angelman en 1965 a pour synonyme « poupée rieuse » (ou « pantin hilare », appellation que nous apprécions moins). Il fait référence aux traits comportementaux particuliers de ces enfants :

- retard du développement moteur ;
- démarche saccadée ;
- déficience mentale importante ;
- absence de langage ;
- épilepsie ;
- sourires et rires fréquents avec hyperexcitabilité et troubles du sommeil (Williams *et al.*, 1995 [122]).

Sa prévalence est estimée de 1/12 000 à 1/20 000 individus. La cause la plus fréquente est une délétion (perte partielle) du chromosome 15 d'origine maternelle.

La prise en charge de ces personnes consiste en une intervention précoce avec un soutien familial. L'on propose également des mesures éducatives et orthophoniques, de la kinésithérapie, un traitement (cas échéant) de l'épilepsie et des troubles du sommeil, un suivi psychologique, ophtalmologique, neurologique et orthopédique ainsi qu'un conseil génétique.

À l'instar de multiples maladies orphelines, cette approche est donc, une fois de plus, multidisciplinaire. Elle comporte un pôle somatique, des aides à la personne et à ses collatéraux ainsi que des mesures pédagogiques, en l'occurrence des classes spéciales à effectif réduit. La tendance actuelle est à l'intégration, si possible, dans des classes normales avec des maîtres d'appui, mais cette solution n'est pas toujours possible, notamment si le gradient cognitif ou comportemental est trop important avec les pairs ou si les moyens ne sont tout simplement pas disponibles.

TRIPLE DIAGNOSTIC

À l'instar d'Isabelle (*cf.* chapitre 7), Nelly présente un syndrome *neurogénétique*. Certaines caractéristiques cliniques peuvent paraître semblables à la trisomie 21 :

– grande affectivité ;

– retard mental (toutefois généralement moins marqué et avec des capacités verbales supérieures dans le syndrome de Down).

En sus de l'aspect morphologique, d'autres paramètres divergent également ; les personnes trisomiques sont souvent sujettes à :

– des infections (auxquelles on est particulièrement attentif) ;

– une malformation de la charnière cervico-occipitale (danger des manipulations chiropratiques), ;

– l'obésité (que les neuroleptiques et le valproate peuvent potentialiser) ;

– un Alzheimer précoce.

Dans le syndrome d'Angelman, la démarche est à la fois saccadée (et non hypotone comme dans la trisomie, ce qui change l'approche kinésithérapeutique), l'épilepsie est plus fréquente et les troubles du sommeil souvent majeurs. Une fois de plus, il est évident que la connaissance des différents syndromes change l'attitude thérapeutique.

Psychologiquement, Nelly, tout comme Isabelle, est très sensible aux changements de lieux et de personnes. L'adjonction de psychotropes peut être délétère et ce, d'autant que les neuroleptiques (qui s'ajoutent à une prescription, ici immodérée, de benzodiazépines) baissent le seuil épileptogène, la vigilance et la qualité de la vie relationnelle. Bien que des anticomitiaux lui soient probablement indispensables (pourquoi ne pas utiliser du valproate, de la lamotrigine ou du topiramate à la fois moins sédatifs et dont le potentiel en tant que stabilisateur de l'humeur serait intéressant ?), les autres psychotropes sont d'un emploi particulièrement délicats chez Nelly. Il faut rappeler que les benzodiazépines (de type Rivotril® ou Valium®) peuvent provoquer des troubles de la marche (Nelly a déjà une instabilité due à son syndrome), une hypersalivation, une accoutumance (tachyphylaxie) et des effets parfois paradoxaux (agitation, en lieu de place d'une induction du sommeil).

Sans les observations de l'équipe *psychopédagogique* après la prescription hâtive du neuroleptique, on aurait pu aboutir à une impasse thérapeutique. Une fois de plus, la concertation revêt une grande importance. Par ailleurs, en cas de changement d'éducatrices, la progressivité du passage de l'une à l'autre est hautement souhaitable. Même si la prise en charge dans une institution est le fait de toute une équipe, la notion d'un référent unique est généralement passée dans les mœurs. À la manière d'un mentor, cette personne a une communication privilégiée et une vue d'ensemble de la personne en situation de handicap. La relation de transfert envers l'éducatrice ne se substitue évidemment pas à l'attachement parental. C'est au long cours qu'un tissu de confiance tripartite s'établit de manière valorisante. Ainsi, les permutations de personnels doivent-elles être décidées (pour ne pas dire « administrées ») avec autant de doigté que la prescription d'un médicament.

COMMENTAIRE

De nombreuses études ont tendance à stratifier les personnes handicapées selon leur quotient d'intelligence et à les inclure, pêle-mêle et sans distinction de diagnostic, dans des statistiques qui s'avèrent erronées (nombre d'individus recrutés trop faible, âges incomparables, conditions psychosociales et comédications pour le moins hétérogènes).

Force est de constater qu'une des grandes difficultés de la recherche réside dans la disparité des pathologies. On peut consulter à cet effet l'excellent site des maladies orphelines (www.orphanet.fr). Nos connaissances à propos des handicaps sont, en quelque sorte, à un stade de *protoculture*. L'un des chemins futurs pour la médecine, la psychiatrie et l'éducation spécialisée est de prendre en compte les spécificités de leurs syndromes.

En effet, outre des particularités significatives dans la trisomie 21 (malformation de la jonction cervico-occipitale, infections fréquentes, Alzheimer précoce...) ou dans l'autisme (épilepsie, compétences visuelles, très grand besoin de structuration...), certaines situations présentent une symptomatologie spécifique avec laquelle il faut compter, tant sur le plan médical que psychopédagogique :

- automutilation très fréquente dans le syndrome de Lesch-Nyhan ;
- difficultés de latéralisation lors d'un déficit du corps calleux ;
- lenteur psychomotrice dans une hydrocéphalie ;
- troubles sensoriels après une atteinte rubéoleuse ;
- mouvements choréo-athétosiques consécutifs à un ictère nucléaire (« jaunisse » due à une destruction des globules rouges dans le cadre d'une incompatibilité Rhésus).

A contrario, des compétences étonnantes peuvent être exploitées :

- aptitudes musicales et bonne sociabilité chez les enfants présentant un Williams ;
- capacités mnésiques électives d'un syndrome d'Asperger ;
- éventuelle surdouance lors d'un THADA.

De plus, on n'a pas la même attitude médicopédagogique face au statut séquellaire d'une hémorragie néonatale ou face à une encéphalopathie progressive.

Ainsi, mélanger, selon un quotient d'intelligence, des personnes ayant des caractéristiques physiologiques et évolutionnelles radicalement différentes, n'a de sens, ni d'un point de vue médical, ni d'un point de vue éducationnel.

9 MÉDICAMENTS SYMPTOMATIQUES DANS L'AUTISME

JACK

Une sclérose tubéreuse de Bourneville affecte Jack :
- multiples petites tumeurs cutanées autour du menton ;
- épilepsie généralisée ;
- problèmes de rétine ;
- autisme avec retard mental précoce ;
- absence de langage ;
- stéréotypies gestuelles.

Ses crises comitiales sont relativement rares, mais la dernière d'entre elles a occasionné un traumatisme superficiel du genou droit, une contusion de la main et une plaie du cuir chevelu. L'électroencéphalogramme (EEG) est cependant calme et l'électrocardiogramme (ECG) ne montre pas de trouble du rythme.

L'on rediscute avec son médecin traitant l'indication du halopéridol (Haldol®), un neuroleptique incisif introduit il y a quelques années en raison d'une agitation. Ce médicament qui provoque souvent des symptômes parkinsoniens peut également abaisser le seuil de l'épilepsie et provoquer des chutes de la pression artérielle. De plus, il est ici associé à du Kemadrin®, une molécule qui diminue ses effets secondaires mais qui induit elle-même des troubles de la mémoire, voire une démentification à long terme. Ces deux substances sont progressivement retirées. De la quetiapine (Seroquel®, un neuroleptique de la récente génération) à petites doses est proposée selon un schéma substitutif.

Grâce aux observations quotidiennes du personnel éducatif, cette thérapie est plusieurs fois adaptée en raison d'une agitation intercurrente. La démarche est expliquée à sa famille inquiète.

L'adjonction d'un sédatif, le clobazam (Urbanyl®) provoque un effet paradoxal sous forme d'insomnies. Ce médicament est immédiatement stoppé. Entre temps, l'on remarque des pertes d'urine répétées. L'éducateur observe qu'elles sentent fort, les analyses confirment une infection. Celle-ci est traitée, tout en évitant les dérivés de la pénicilline qui peuvent favoriser l'épilepsie.

9

Une nouvelle collègue dans l'institution est impressionnée par les lésions dermatologiques faciales qu'elle pense être purulentes. Sont-elles dues au nouveau traitement ? Une consultation dermatologique confirme qu'il s'agit uniquement de pseudo-adénomes (petites tumeurs bénignes dues au manque d'un gène suppresseur), dits de Pringle dans le cadre de la maladie de Bourneville.

Les abrasions des lèvres provoquées par les frottements stéréotypés des mains disparaissent avec la diminution de l'anxiété et les dosages progressivement efficaces de la quetiapine.

Après toutes ces péripéties, Jack retrouve une certaine sérénité et son entourage est rassuré.

Les éducateur(trice)s ont, dans ce type de situation, un rôle d'acteur privilégié et de trait d'union avec la famille et les médecins. Avec l'amélioration globale de cette personne, ils peuvent planifier de nouveaux objectifs pédagogiques.

PISTES

Dans un quart des situations au moins, une symptomatologie autistique est associée à un syndrome neurologique. C'est le cas dans la sclérose tubéreuse de Bourneville, considérée comme une comorbidité du trouble autistique et qui provoque un retard mental, des lésions cutanées, une épilepsie, des nodules, voire des tumeurs cérébrales malignes (Gillberg *et al.*, 1994 [54]).

Malgré de nombreuses recherches, la cause réelle des phénomènes autistiques reste obscure. Une atrophie des lobes temporaux (en particulier du sillon supérieur à droite, important dans la communication et dans la détection des émotions), de la partie centrale du cervelet (Couchesne *et al.*, 2003 [28]), ainsi que des amygdales cérébrales ont été décrites par les neuropathologistes. Un hypométabolisme (fonctionnement trop lent) de ces mêmes structures ainsi que de leurs projections frontales où l'organisation des neurones en mini-colonnes semble trop compacte (Casanova *et al.*, 2002 [24]) est retrouvé en résonance magnétique fonctionnelle (IRMf) (Boddaert *et al.*, 2004 [13]) et à la tomographie par émission de protons (TEP) (Zilbovicius *et al.*, 2000 [127]).

Plusieurs gènes sont incriminés par la génétique. À l'instar du retard mental, il existe une nette prédominance masculine dans les troubles envahissants du développement (sauf pour le syndrome de Rett), soit environ quatre garçons pour une fille. L'on note une concordance de 90 % chez des jumeaux monozygotes (issus du même ovule). Une interaction toxicologique gènes–environnement n'est, pour certains, pas exclue (Fatemi *et al.*, 2002 [46]).

L'autisme, ou plutôt les autismes, tant il y a d'expressions cliniques différentes, sont donc un ensemble de symptômes primaires (d'origine inconnue) ou secondaires à d'autres syndromes. Sur le plan biochimique, on n'a pas non plus trouvé de commun dénominateur expliquant de manière péremptoire les relations entre cette symptomatologie et les comorbidités neurologiques. Une dysfonction de la sérotonine interviendrait dans la naissance des contacts entre les cellules (Chugani, 2004 [26]). On a décrit un manque de dopamine dans les régions frontales participant aux déficits cognitifs, alors qu'une trop grande activité de ce neurotransmetteur dans les noyaux gris centraux, en profondeur du cerveau, induirait les mouvements stéréotypés. Une trop importante sécrétion d'endorphines (bloquée par le naltrexone, un médicament parfois employé dans l'autisme) pourrait être partiellement responsable des automutilations. Ces dernières sont toutefois en relation avec les circuits de l'anxiété, notamment avec l'hippocampe. Enfin, l'ocytocine, une hormone ayant un effet sur la contraction utérine et dans la lactation, mais également dans le sentiment amoureux et la confiance, pourrait jouer un rôle dans les relations sociales.

La situation est donc complexe, vraisemblablement due à plusieurs gènes activateurs et inhibiteurs. L'expression phénotypique (aspect clinique) est variée et les réponses thérapeutiques sont inconstantes. Gardons pour mémoire qu'il n'existe pas, hors cas particulier, de molécule influençant directement le retard mental. Par contre, l'épilepsie répond dans plus de 70 % des situations à la pharmacologie. Le comportement enfin est à la fois affaire psychopédagogique et médicamenteuse.

Les traitements symptomatiques, en particulier psychotropes, doivent ainsi être périodiquement réévalués en fonction de l'âge, du poids, des effets secondaires et de l'évolution de la pharmacopée. Les changements sont souvent délicats pour trouver un équilibre nouveau. L'on prône des schémas progressifs qui ne sont appliqués qu'avec la collaboration éclairée des éducateur(trice)s et de la famille. Des événements intercurrents (infections, crises comitiales, effets paradoxaux d'un médicament d'appoint), tout comme une allergie ou une intolérance (sédation en début de traitement), voire des incompatibilités peuvent survenir. Situation d'autant plus délicate quand la personne autiste a une expression verbale restreinte.

TRIPLE DIAGNOSTIC

Sur le *plan neurologique*, Jack souffre donc d'une sclérose tubéreuse de Bourneville, affection neurocutanée congénitale comprenant, entre autres, un trouble envahissant du développement et une épilepsie généralisée. La maladie de base n'est pas traitable mais la comitialité est en grande partie maîtrisée par des médicaments. Certaines crises surviennent rarement, mais ne justifient pas nécessairement un changement complet de la stratégie médicamenteuse. Un nouveau bilan avec un examen général et neurologique, un électroencéphalogramme et une prise de sang sont cependant indiqués. Les co-médications sont particulièrement surveillées.

D'un *point de vue psychiatrique*, cette personne a présenté récemment des troubles du comportement avec agitation. Le remplacement du Haldol® par un neuroleptique occasionnant moins d'effets secondaires, le Seroquel® s'avère difficile. L'introduction d'un anxiolytique est un échec.

L'attitude et la collaboration des *psychopédagogues spécialisés* est de prime importance :

- encadrement de Jack ;
- explications à sa famille ;
- observation quotidienne pour parvenir le plus rapidement possible aux doses efficaces du Seroquel® sans sédation excessive ;
- synthèse face à une multiplicité d'intervenants.

À noter que l'autisme de Jack est bien réel :

- retard mental profond sans communication verbale ;
- interactions très limitées avec ses pairs ;
- manipulations répétitives d'objets ;
- tendance à l'automutilation, etc.

9

On ne sait toutefois pas quelle est la relation causale entre le Bourneville, une maladie congénitale et le trouble envahissant du développement, lui-même vraisemblablement d'origine polygénique. Toujours est-il que les éducateurs spécialisés sont souvent sollicités, non seulement en tant que pédagogues pour l'acquisition des connaissances, mais également sur le plan psychiatrique face à des troubles du comportement. Il en est de même au niveau somatique (physique), tant pour des crises épileptiques que pour des soins infirmiers (compréhension et distribution des médicaments, observation de leurs effets primaires et secondaires, incontinence ou allergies éventuelles, vigilance, sommeil, marche, etc.). Il s'agit là de réalités triviales dans les institutions. Rappelons qu'en pratique, 35,9 % des soins sont prodigués par le personnel éducatif et 35,2 % par les enseignant(e)s (Wolf et Petitpierre, 2005 [123]). Une formation permanente, à la fois psychiatrique et neurologique, est d'ailleurs hautement souhaitée par les milieux éducatifs eux-mêmes.

COMMENTAIRE

Comment se débrouiller face à une telle situation, à la fois somatique (physique), psychiatrique (troubles majeurs du comportement) et éducationnelle ? Le maître mot n'est pas seulement une simple addition des consultants, mais bien une subtile interaction des compétences. Le flux des informations est capital, il doit survenir au sein d'une équipe rompue à ce genre d'exercice. Cela ne s'improvise pas, cela s'apprend, se rôde, malgré nos méconnaissances d'une personne dont le cerveau atypique réagit de façon singulière aux médicaments, malgré un syndrome rare dont nous connaissons mal les mécanismes, malgré un contexte familial en désarroi et un système hospitalier peu adapté à la déficience intellectuelle.

Les compétences des uns et des autres sont vite débordées :

– les éducateurs, en l'absence de soignants dans l'institution, jouent souvent le rôle d'infirmiers ;

– les médecins se situent aux confins de leur savoir ;

– les psychiatres butent parfois sur des réalités physiques.

Qui n'a pas vécu ce type de situation apparemment inextricable ?

Il nous paraît inconcevable qu'un psychomotricien ne soit pas informé que tel patient a été mis sous myorelaxant ou qu'il a bénéficié récemment d'une injection de toxine botulique, que son ataxie est influencée par des benzodiazépines ou que sa vigilance matinale est en relation avec une « réserve » de somnifères donnée par une veilleuse. Il est évident qu'une musicothérapeute doit connaître le diagnostic audiologique de son patient et qu'un kinésithérapeute doit être au courant des causes médicales de la spasticité ou de la dystonie chez la personne qu'il traite.

Deux conséquences découlent de cet état d'esprit ; il est tout à fait clair que la personne intellectuellement déficiente bénéficie d'une potentialisation de nos savoirs. 1 + 1 n'est alors pas égal à 2 mais à 2,5, peut-être davantage ; cela, ici et maintenant, avant même la venue des cellules souches ou d'une biotechnologie dont on attend des miracles.

Le deuxième corollaire est la motivation des personnels grâce à la formation permanente et à la recherche appliquée. Pour exemple, la pharmacologie est en perpétuel mouvement : « peut-être cette nouvelle forme galénique (par exemple un comprimé dispersible) serait-elle plus appropriée pour Adèle ? ; ce somnifère est-il devenu suranné ou tout simplement inutile pour Laetitia ? Alors que Josette n'a plus présenté de crise comitiale depuis cinq ans, ces antiépilepiques donnés de manière simultanée sont-ils encore indispensables ? Par ailleurs, la prothèse de Maria est-elle adaptée ? Justin est-il capable, malgré ses problèmes de coordination motrice, d'effectuer une autre tâche à l'atelier occupationnel ? Ce d'autant qu'il s'intéresse à l'ordinateur et que de nouveaux claviers sont disponibles. Au fait, quel est son diagnostic médical et a-t-il besoin de nouvelles lunettes optiques ? ». Ces questionnements sont légions dans la pratique quotidienne et peuvent changer très concrètement la vie des personnes en situation de handicap.

Il nous paraît toujours abscons, pour ne pas dire digne d'un autre âge, qu'un psychologue ait des réticences à donner à un médecin, voire à un éducateur spécialisé, le résultat de ses investigations chez un patient commun. L'inverse est bien évidemment tout aussi vrai. Il est clair que l'intérêt même de la personne déficiente réside précisément dans l'union de nos forces.

C'est un peu comme si un radiologue demandait à une personne s'il a le droit de donner ses clichés au généraliste qui a demandé l'examen ou si le laboratoire se devait de requérir une demande écrite pour transmettre ses analyses au médecin traitant. Certes, nous sommes tous liés à un secret professionnel et de fonction, lequel est intangible. Mais nous devons avoir accès aux données indispensables à nos fonctionnements respectifs ainsi qu'à une synthèse et ce, toujours et uniquement dans l'optique de soigner celui qui souffre. Le culte du secret que nous rencontrons ici et là est en fait, à notre sens, une lutte de pouvoir entre des castes qui s'opposent parfois les unes aux autres (pour d'obscures raisons financières, si ce n'est de prestige). Jamais nous n'avons rencontré de patients ou de familles s'opposant à une saine collaboration entre professionnels.

Kiné-, ergo-, musicothérapeutes et maîtres d'atelier, tout autant qu'infirmières, médecins généralistes et spécialistes font partie d'une même et seule équipe où l'information – *le sang* – doit circuler, nourrir les uns et les autres, épurer le fatalisme et la routine, vivifier les connaissances.

10 | ANGOISSES SOUDAINES

DANIEL

Apparemment ambidextre, Daniel, âgé de 16 ans, ressent à de multiples reprises des phénomènes étranges, brusques, limités dans le temps, difficiles à décrire. Ceux-ci sont caractérisés par un état d'angoisse « sans raison », à savoir sans relation apparente avec un souci ou un stress particulier tel qu'un examen. Ces épisodes sont associés à une curieuse sensation abdominale remontant le long de l'œsophage, suivie de déglutitions inhabituelles et d'une oppression thoracique. Cela en l'absence d'hyperventilation concomitante, de phénomènes spasmophiliques, de vertiges ou de paresthésies (« fourmis ») dans les membres.

Les capacités mnésiques (de la mémoire) et les performances scolaires de Daniel sont bonnes, sauf lors de ses malaises qui surviennent plusieurs fois par semaine. Ces derniers ont une tendance récente à se multiplier ; ils ne durent que quelques minutes. Le contact de l'adolescent avec ses camarades est réservé et son environnement familial semble adéquat. Il pratique divers sports sans accident notable. Ses parents sont toutefois inquiets et se posent la question d'une prise en charge psychothérapeutique de soutien.

Son statut neurologique détaillé est sans particularité et un scanner cérébral a été décrit comme normal. L'électroencéphalogramme montre toutefois des éléments lents avec des séquences pseudorythmiques ainsi que des micropointes temporales droites. La résonance magnétique avec injection (IRM avec gadolinium) met en évidence une petite formation vasculaire, dite « cavernome », en situation hippocampique droite.

Le jeune homme est mis au bénéfice de carbamazépine (Tégrétol®) à doses progressives, médicament qu'il supporte bien. Il devient pratiquement asymptomatique, tant sur le plan de ses crises pseudo-digestives qu'en ce qui concerne ses angoisses brutales. Un avis neurochirurgical écarte l'indication à une opération. L'évolution est excellente d'un point de vue neurologique, psychiatrique et psychopédagogique.

PISTES

Le trouble anxieux ou phobique ainsi que la dépression n'ont pas une topographie cérébrale unique. Il est évident que le cortex, en d'autres termes, les structures cérébrales hautes ont, dans toute leur complexité, une importance majeure pour l'expression du vécu personnel ; un deuil, des soucis scolaires, des interactions sociofamiliales anxiogènes, etc. ne sauraient *a priori* être ainsi réduites à une lésion cérébrale focale.

L'on sait toutefois que certains neurotransmetteurs contribuent à la médiation de l'anxiété. Pour exemples, le GABA (acide gamma amino-butyrique) sur lequel agissent les benzodiazépines (anxiolytiques) et certains antiépileptiques, la *noradrénaline* (ou norépinéphrine), neurotransmetteur du stress et de la thymie ainsi que les *corticoïdes*, hormones anti-inflammatoires et euphorisantes sécrétées par les glandes surrénales.

Il en est de même des *endorphines* (« morphines internes ») et de la *dopamine* (issue des noyaux gris centraux) qui a une fonction capitale non seulement sur l'activité motrice, les tics, les mouvements anormaux, le tonus, mais aussi, avec ses projections préfrontales, dans la créativité, la cognition et les psychoses. Sans parler de la *sérotonine* qui revêt un rôle important dans la dépression, le sommeil et les perceptions douloureuses.

En termes de topographie cérébrale, les structures temporales internes (hippocampes, amygdales cérébrales), les régions thalamiques (gros noyau gris central, carrefour des sensibilités, etc.) et sous-thalamiques, les lobes frontaux et en particulier l'hémisphère droit sont des structures cérébrales incontournables dans les troubles anxiodépressifs. Plusieurs études récentes soulignent le rôle du noyau accumbens comme l'un des centres du plaisir. Il faut remarquer que nombre d'anticomitiaux sont, à l'heure actuelle, largement employés comme stabilisateurs de l'humeur (synthèse d'Aubry et Ferrero, 2001 [2]), y compris dans les épisodes de manie aiguë (Berney et Bryois, 1999 [10]). La proximité des structures sus-mentionnées avec les circuits de la mémoire et de l'apprentissage est par ailleurs intéressante.

À noter qu'une symptomatologie brusque, d'allure pseudo-digestive évoque un mécanisme épileptique et justifie des investigations à la recherche d'un foyer lésionnel.

TRIPLE DIAGNOSTIC

Sur la base d'une anamnèse évocatrice, les investigations *neurologiques* chez Daniel sont relativement simples. Malgré un examen clinique sans particularité, l'EEG confirme un foyer épileptique temporal droit et la résonance magnétique met en évidence une malformation vasculaire que les neurochirurgiens décident de ne pas opérer. Il répond à un traitement anticomitial qui fait pratiquement disparaître la symptomatologie.

Une *psychothérapie* au long cours, sur la base de bouffées d'angoisses chez un adolescent serait ici erronée. Elle ne résoudrait en rien la cause somatique sous-jacente. À l'heure qu'il est, le jeune homme poursuit ses études sans encombre.

Des circonstances semblables peuvent se rencontrer chez des personnes polyhandicapées ou dans d'autres situations avec une déficience intellectuelle. Le *pédagogue*, spécialisé ou non, devrait y être attentif. Une symptomatologie paroxystique (à début et fin brusques), même d'allure digestive, sensorielle ou avec une connotation psychiatrique, doit faire évoquer une épilepsie partielle. Certains patients peuvent ressentir une impression soudaine d'étrangeté, de déjà vu ou de déjà vécu, un goût répétitif et stéréotypé, une pseudo-régurgitation acide, une odeur de pomme verte ou de poisson, voire une suspension de l'écriture. Dans tous ces cas que nous avons observés, il existait un foyer épileptique dont l'origine se situait dans un lobe temporal. Certaines stéréotypies gestuelles, errances ou séquences psychomotrices, certaines hallucinations visuelles ou sensitives peuvent être également le reflet de décharges comitiales partielles ou partielles complexes intéressant des zones primaires ou associatives dans tel ou tel lobe cérébral. L'un de nos patients avait la sensation de voir le film de sa vie se dérouler devant lui, de manière paroxystique pendant une quarantaine de secondes et ce, sans aucun trouble du sommeil ni lâchage musculaire. La connaissance de ces phénomènes, une anamnèse répétée, la consignation écrite de ces curieux « malaises », voire leur enregistrement par caméra ou téléphone portable avec vidéo lorsqu'il existe une expression clinique externe, sont à nouveau très précieux pour cerner le diagnostic.

COMMENTAIRE

Situation singulière où un syndrome neurologique, en l'occurrence épileptologique, prend des allures psychiatriques. En réalité, neurologie et psychiatrie, en sœurs jumelles, s'adressent au même cerveau humain. Leurs abords sont différents mais complémentaires.

Il est bien clair que la très vaste majorité des personnes présentant des bouffées d'angoisse ou des troubles psychiques n'a ni malformation, ni tumeur cérébrale, même si, à l'inverse, une proportion non négligeable de ces dernières peut provoquer des modifications plus ou moins subtiles du comportement.

On admet toutefois aujourd'hui que les diverses pathologies psychiatriques, au demeurant si fréquentes chez les personnes déficientes intellectuelles, ont un substrat neurochimique, ce d'autant qu'elles sont peu ou prou réactives aux interventions de la psychopharmacologie. Le temps du divorce neurologie–psychiatrie est obsolète.

S'il est évident que le vécu, le soutien et l'écologie de la personne dépassent de loin les concepts du processus synaptique, il est tout aussi clair qu'il n'y a pas de pensée sans neurotransmetteurs. L'un ne va pas sans l'autre. Nos connaissances sont parcellaires face à l'hydre des pathologies multiples auxquelles nous avons à faire dans notre quotidien de thérapeute. Le temps n'est plus à la confrontation entre psychanalystes et neuroanatomistes, entre médecins et éducateurs. Il ne s'agit pas là d'un consensus mou mais d'une émulation réciproque.

Bien que chacun doive garder sa spécificité, une culture et un socle communs sont nécessaires ; ils sont l'indispensable courroie de transmission entre la personne et ses thérapeutes. Quoi de plus valorisant qu'une démarche consistant à ouvrir un diagnostic différentiel, à pondérer ses tenants et aboutissants pour les intégrer en une synthèse où la personnalité du sujet reste au premier plan ?

11 AUTONOMIE CHEZ UNE PERSONNE TRISOMIQUE ADULTE

MARIE-ANNE

Souffrant depuis quelques mois de maux de tête diffus et quotidiens, sans photo- ni sonophobie et sans nausées, Marie-Anne consulte, accompagnée par son éducatrice référente. Elle est affectée par un syndrome de Down, a 30 ans, vit dans une institution où elle est bien intégrée et rejoint sa famille en fin de semaine. Dans ses antécédents, elle a eu de nombreuses bronchites et sinusites. À l'heure actuelle, elle n'est pas fébrile et ne présente ni toux ni difficultés à la déglutition.

Un bilan ORL (nez–gorge–oreilles) a été récemment effectué, sans pathologie notable. L'examen neurologique est également normal, compte tenu des stigmates de la trisomie susmentionnée. Une discrète composante nucale avec une irradiation en casque provoquant des céphalées par les 2e et 3e racines cervicales n'est pas exclue, vu la morphologie de la patiente :

– cou court (sans instabilité atlanto-occipitale aux radiographies fonctionnelles) ;
– attitude légèrement cyphotique (voûtée) ;
– mastomégalie (poitrine importante).

En fait, il s'agit vraisemblablement chez Marie-Anne de céphalées tensionnelles, dans le sens psychogène du terme. Pourquoi ?

La jeune fille, de nature raisonnable et par ailleurs débrouillarde, a un projet : celui de vivre en studio avec un ami, également porteur du syndrome de Down. Tous deux ont un QI d'environ 70 ; ils ont déjà eu des relations sexuelles et Marie-Anne est sous contraception. Elle n'a de conflit ouvert ni avec ses éducateur(trice)s ni avec sa famille mais trouve le temps long, jusqu'à ce qu'une solution concrète soit organisée.

La jeune femme accède à une école d'autonomie, tout en poursuivant, le matin, ses activités en atelier protégé. L'après-midi, elle bénéficie donc de cours pratiques (comment faire son ménage, ses courses, tenir un budget, comment utiliser un téléphone portable, l'Internet, les journaux). En outre, des informations sur la sexualité, la manière de gérer son temps, ses relations sociales, etc. sont dispensées au futur couple qui semble très performant dans ces apprentissages.

Aux dernières nouvelles, les céphalées de Marie-Anne ont nettement diminué, sans kinésithérapie (elle a déclaré « je n'ai pas le temps pour ça ») ni médicaments.

PISTES

Un symptôme d'allure neurologique peut être parfois fonctionnel, il est alors le reflet d'une problématique psychologique (par exemple familiale ou socioprofessionnelle) qu'il ne convient pas de sous-estimer.

Selon l'OMS, la santé est un état subjectif et objectif de bien-être non seulement physique mais également psychique et social. L'éducation ainsi que les relations interpersonnelles font intégralement partie de la santé qui ne se résout pas à une approche purement médicale (bien que l'on ait actuellement tendance à médicaliser toutes sortes de maux tel le chômage).

En d'autres termes, la santé n'est pas uniquement une affaire de blouses blanches ; éducateur(trice)s, enseignant(e)s, assistant(e)s social(e)s, psychologues et médecins sont solidaires pour aider les déshérités (littéralement, ceux que la nature ou la société ont privés d'un héritage physique, psychique ou socioéducatif suffisant pour face à la vie). L'on essaie donc toujours de situer les symptômes et les signes d'une personne en fonction de son vécu, de ses projets, de sa sexualité, de son environnement.

Des céphalées peuvent être essentiellement tensionnelles et refléter un mal-être. Dans notre exemple, elles sont la pointe d'un iceberg, celui d'une préoccupation sociale et familiale chez une personne adulte atteinte de trisomie 21. L'on parle alors de somatisation (expression physique d'une préoccupation psychique). Après l'exclusion d'autres causes, la clé du problème n'est pas médicamenteuse, mais bien socioéducative.

Citons JL. Lambert (2002 [76]) : « Le futur d'une éducation centrée sur les familles passe obligatoirement par l'application du principe de base du partenariat. La formation des professionnels devra intégrer cette perspective. »

TRIPLE DIAGNOSTIC

Loin d'être un problème négligeable chez les personnes handicapées tout comme dans la population dite normale, les céphalées peuvent constituer un réel problème d'apprentissage dans la vie de tous les jours. Cette symptomatologie neurologique très commune mais trop souvent occultée, tant chez l'enfant que l'adulte (20 % des femmes de 20 à 40 ans sont affectées de migraines plus ou moins handicapantes) s'ajoute parfois à la déficience intellectuelle elle-même. Les difficultés résident dans le fait qu'une description du ressenti n'est pas toujours possible chez les patient(e)s ayant des difficultés à s'exprimer. Le diagnostic, en l'absence de déficits objectifs, repose en effet sur l'anamnèse. Une cause ORL doit, bien entendu, être exclue chez une personne trisomique, compte tenu de sa susceptibilité aux infections. On est également attentif, dans le syndrome de Down, aux composantes mécaniques de la charnière cervico-occipitale, ce qui ne semble guère être le cas chez Marie-Anne, malgré une attitude quelque peu voûtée et un cou court.

De fait, la situation actuelle chez cette personne semble être d'origine psychogène, en l'absence de toute autre piste congruente. Il ne s'agit toutefois pas d'une maladie psychiatrique à proprement parler, mais d'une somatisation exprimant son désir (bien légitime) de vivre une relation de couple. En réalité, ni des mesures neurologiques, ni une prise en charge psychothérapeutique ne sont ici nécessaires.

Comme l'ont remarqué les psychopédagogues, les céphalées de Marie-Anne tendent à disparaître avec la mise en place d'une autonomisation progressive des protagonistes. Après l'exclusion d'autres pathologies médicales, c'est la dimension psychosociale qui prend ici légitimement le pas.

COMMENTAIRE

De facto, l'interface entre le psychique et le somatique, à savoir, le psychosomatique, est vaste ; elle consomme beaucoup d'énergie et d'examens qui s'avèrent, *a posteriori*, parfois inutiles. Il ne s'agit toutefois pas nécessairement d'élucider chacun des symptômes, comme on le fait trop souvent, par exemple, face à une fibromyalgie, un syndrome somatoforme douloureux ou des somatisations multiples dans le cadre d'un *burn-out*. Il s'agit au contraire, devant un tableau protéiforme, de sortir de sa propre ornière de spécialiste pour identifier, par une anamnèse soigneuse et en interprétant les non-dits de la personne, son réel mal-être et sa souffrance psychosociale.

Mais il ne sert pas à grand-chose de s'engager sur cette piste sans en discuter avec le patient, sans l'accompagner sur son itinéraire de la douleur (deuil, frustrations, solitude, échec sentimental ou professionnel). Pour exemples, telle personne autiste, fille de migraineuse n'a, en réalité, pas « mal à la tête » mais elle veut exprimer qu'elle est « mal dans sa tête ». Telle autre a peut-être des dorsalgies mais en fait elle « en a plein le dos » d'une camarade qui la harcèle. Telle autre enfin, qui se plaint de tensions abdominales atypiques, voit sa symptomatologie disparaître le jour où sa mère est délivrée d'un fibrome utérin. L'intuition, l'expérience et le savoir-faire du praticien ont ici une valeur pivot.

On n'oubliera toutefois pas qu'une maladie somatique peut se greffer sur une psychopathologie. Cette dernière, parfois floride ou chronique, peut occulter des signes physiques bien réels. En fait, c'est le lot quotidien du thérapeute. L'on doit ainsi rester aux aguets, car un syndrome d'épuisement peut, bien entendu, cacher ou révéler une pathologie grave.

Dans un domaine connexe, il faut savoir que les individus souffrant de troubles schizophréniques ont un risque 1,5 à 4 fois plus grand de décéder des suites d'une maladie somatique (Harris *et al.*, 1998) [59]. De même, les personnes présentant des troubles bipolaires ont une mortalité d'origine physique deux fois plus élevée que la population générale (Casey, 2005) [25]. Les facteurs évoqués sont, à l'instar des personnes déficientes, des difficultés à apprécier et décrire un problème émergeant, une fragmentation des soins, l'hygiène de vie, le statut socioéconomique et un syndrome métabolique (excès pondéral, diabète, hypertension) parfois secondaire à la médication (neuroleptiques, certains antidépresseurs) (Curtis *et al.*, 2008) [32].

L'on doit donc sans cesse se remettre en question, écouter les plaintes du patient ainsi que les observations de ses collatéraux et de ses référents. Cet accompagnement demande diligence, compétences professionnelles, collaboration, va-et-vient de l'information. C'est là que réside la magie d'une synapse captivante.

12 | MALAISES ATYPIQUES

CHARLES

On aurait parlé chez Charles d'hyperactivité avec troubles attentionnels à l'âge de 4 ans. Toujours est-il qu'il a suivi des classes primaires normales, malgré des difficultés langagières attribuées à son bilinguisme. Ses enseignant(e)s signalèrent également qu'il était souvent « dans la lune ».

Ayant terminé sa scolarité obligatoire, il entre en apprentissage de mécanicien et échoue à ses examens de première année. Il opte alors pour la peinture en bâtiments. Charles fume un paquet de cigarettes par jour, boit parfois de l'alcool de manière compulsive et s'adonne occasionnellement au cannabis. Il signale des malaises avec voile noir et impression de chaleur, sans relation apparente avec la position orthostatique (debout) ni avec une prise de ces toxiques.

L'analyse de sang et un électrocardiogramme sont normaux, à part la détection de traces de tétra-hydro-cannabinol (THC). L'examen neurologique est sans particularité, hors une tension basse à 105/58 et des pupilles plutôt larges et réactives. L'électroencéphalogramme révèle plusieurs décharges de pointes-ondes généralisées de type 3 1/2 cycles par seconde, spontanées, majorées à l'hyperpnée.

Malgré une anamnèse un peu atypique sur plusieurs points, Charles souffre vraisemblablement depuis son enfance d'une épilepsie de type Petit Mal jusqu'ici ignorée et qui perdure à l'âge de 18 ans. Il est mis sous valproate et n'a plus de malaises polymorphes. Un conseiller pédagogique le suit. Avec ce soutien, l'évolution est satisfaisante. Charles réussit ses examens successifs et prend l'initiative de faire les premières démarches pour obtenir son permis de conduire.

PISTES

Le concept de malaises est très vaste. Il comprend, par exemple chez le jeune, des chutes de la pression artérielle (le plus souvent en position debout, suite à un traumatisme, un événement impressionnant, l'ingestion ou l'inhalation d'un toxique), des hypoglycémies (manque de sucre passager, peut-être dans le cadre d'un diabète débutant) ou des suspensions de la conscience (épilepsies partielles ou généralisées) avec ou sans secousses et/ou modifications du tonus musculaire. Ces crises peuvent avoir plusieurs visages selon l'âge, la sévérité de la décharge comitiale, la partie du cerveau incriminée.

L'épilepsie Petit Mal est caractérisée par une suppression du contact avec l'entourage (absences), des clignements parfois accompagnés de mouvements stéréotypés des mains. Le début et la fin sont brusques, la personne reprend alors son discours normal. Il s'agit d'une épilepsie généralisée. Certains patients ont plusieurs dizaines, voire centaines d'absences par jour, ce qui interfère avec leur apprentissage, bien que leur cerveau soit par ailleurs normal. Un traitement est donc hautement souhaitable. Soixante-dix pour cent de ces enfants guérissent à la fin de l'adolescence, sans séquelles.

L'électroencéphalogramme aide à définir le type de comitialité, ce qui conditionne la thérapie. Le phénobarbital (Gardénal®) aggrave des absences vraies (généralisées, à trois pointes-ondes par seconde) alors que l'éthosuximide (Zarontin®) est inefficace contre un foyer provoquant une épilepsie partielle complexe que des patients décrivent en langage commun comme des « absences ». L'EEG est souvent complété par des examens de neuro-imagerie cérébrale. La personne n'est parfois que partiellement consciente de ses propres symptômes.

Deux tiers des personnes épileptiques répondent aux médicaments, certaines peuvent bénéficier de mesures neurochirurgicales. Le pronostic dépend largement du type de crises et de l'éventuelle affection sous-jacente.

TRIPLE DIAGNOSTIC

Les investigations neurologiques ont tardé chez Charles. Ses absences datent vraisemblablement de l'école primaire. Toujours est-il que d'autres facteurs toxiques (alcool, fumée, cannabis) se sont surajoutés à cette pathologie comitiale. Les investigations sont simples ; l'évolution est tout à fait favorable sur le plan épileptologique.

La composante psychique n'est pas à dédaigner chez ce grand adolescent peu sûr de lui-même, hésitant quant au choix de sa profession et sur la voie de la marginalisation. Rappelons qu'il a présenté dans ses antécédents une possible hyperactivité (de nombreux toxicomanes ont souffert de ce syndrome) ainsi que des troubles langagiers dont on pouvait se demander s'ils étaient dus à son bilinguisme, aux problèmes attentionnels ou à ses absences. Par contre, l'on ne peut pas attribuer son épilepsie Petit Mal au cannabis car il s'agit d'une affection congénitale.

En fait, Charles n'a pas désiré suivre de psychothérapie. Il a plutôt opté pour un conseiller pédagogique. Celui-ci l'a aidé dans son choix d'une nouvelle formation. Ce ne fut pas un simple bilan ou un avis ponctuel, mais un suivi sur plusieurs années. Une bonne complicité s'est instaurée. Le jeune homme, au demeurant vif et intelligent, s'est épanoui et a complètement cessé sa consommation d'alcool et de toxiques. De plus, il a trouvé, dans son nouvel environnement professionnel, d'autres contacts sociaux plus valorisants. Pour ce qui est de son permis de conduire, il a dû remplir quatre conditions :

– pas de crise clinique depuis un an ;
– électroencéphalogramme jugé compatible avec cette activité ;
– éviter impérativement le « trépied » des facteurs déclenchants qui sont à la source de 90 % des récidives, à savoir :
  • alcool,
  • non-adhésion au traitement,
  • manque de sommeil régulier ;
– comportement psychique adéquat.

12

Motivé, Charles observe ces règles et conduit prudemment. Rappelons que d'un point de vue statistique, le jeune âge (entre 18 et 25 ans), l'alcool et les drogues sont des facteurs de risques considérablement plus grands qu'une épilepsie sous-jacente bien traitée et suivie de manière scrupuleuse.

COMMENTAIRE

Troubles du langage ou difficultés dues au bilinguisme ? Rêveries ou absences épileptiques ? Psychose débutante ou trouble de la personnalité ? Désarroi de l'adolescence et/ou toxicomanie douce ? Chutes de la pression artérielle ou crises comitiales atoniques ? On peut multiplier, chez Charles, les questions aux frontières de la neurologie, de la psychiatrie et de la pédagogie. Une seule approche est évidemment insuffisante, voire stérile, ce que savent également bien les professionnels dans le domaine de la toxicomanie et de la délinquance. Si les conditions de vie sociofamiliales jouent souvent un rôle considérable (dans l'exemple sus-décrit, le milieu et le substrat économique étant plutôt favorables), la personnalité du sujet est au premier plan. En termes neurologiques, bien que la comitialité n'ait été chez Charles qu'un facteur parmi d'autres, les toxiques, tels l'alcool et le cannabis, commençaient à prendre de l'importance. On sait que les phénomènes de dépendance siègent probablement, entre autres, dans les parties terminales du tronc cérébral et du diencéphale, en dessous du thalamus. La dopamine issue des noyaux gris centraux agit, via ses projections, dans les lobes frontaux, siège de l'impulsivité. Interactions subtiles entre la machinerie cérébrale et l'affect, mais aussi entre la constellation personnelle de l'individu et le tissu social.

L'adage de von Zelewsky revient alors de manière récurrente, « le vrai scientifique n'est pas celui qui dit " je sais ", mais celui qui dit " je ne sais pas " ».

13 | DYSTONIE À L'ÉCRITURE

CHRISTELLE

À l'âge de 7 ans, Christelle se plaint d'une fatigue des bras et des jambes après l'effort. Son enseignante constate une écriture qui se dégrade au fil des lignes. Droitière, l'élève présente de manière progressive une attitude en flexion forcée de la main et du pouce, une tension de l'avant-bras ; son graphisme devient alors plus petit, hachuré, presque illisible.

Pendant les leçons de gymnastique, l'enfant a par ailleurs, après quelques minutes de course, une raideur inhabituelle, une fatigabilité, voire des sensations de lâchages. Sa démarche semble toutefois normale dans la vie de tous les jours.

Dans l'anamnèse familiale, l'on relève que son frère aîné souffre depuis l'âge de 10 ans d'hallucinations auditives et d'agitation avec automutilation.

Cliniquement, l'on constate chez Christelle une discrète déviation latérale droite de la tête et une épaule douloureuse du même côté. Les phénomènes sus-décrits sont effectivement répétables lors d'un effort prolongé. Le tonus au repos est normal, de même que les réflexes, les tests sensitifs et l'examen de la force. L'enfant est bien orientée, collaborante, sans hypertrophie (augmentation) des masses musculaires cervicales ni brachiales et sans autre signe central ni périphérique.

Les examens orthopédiques sont strictement normaux. La tension algique de la ceinture scapulaire entre dans le cadre des troubles neurologiques.

Scolairement, son écriture s'améliore de façon notable avec l'introduction de L-dopa (lévodopa). Il en est de même pour ses performances à la course. Christelle continue toutefois à ressentir des tensions dans l'épaule et l'avant-bras droits lorsqu'elle écrit à la main, alors qu'elle n'a aucun symptôme quand elle utilise le clavier de l'ordinateur. En complément de traitement, le consultant propose des injections de toxine botulique (Botox®) qu'elle refuse.

PISTES

Considérée autrefois comme une névrose, la dystonie est indubitablement un ensemble de maladies des noyaux gris du système nerveux central. L'on distingue la dystonie primaire (ou idiopathique, *dont on ne sait l'origine*, pour laquelle on a toutefois récemment trouvé un gène responsable sur le chromosome 9) des dystonies secondaires (par exemple suite à un manque d'oxygène périnatal, un neuroleptique, un traitement antiparkinsonien, une maladie de Wilson par accumulation du cuivre). 13

Par ailleurs, l'on sépare les dystonies généralisées (dont deux tiers affectent des personnes ayant moins de 21 ans) des dystonies focalisées. Parmi ces dernières, l'on mentionne le torticolis spasmodique, le latérocolis (pulsion latérale de la nuque), le blépharospasme (contractions involontaires des yeux), ainsi que la crampe des instrumentistes et celle des écrivains.

Certaines dystonies sont « dopa sensibles ». Parmi celles-ci, le syndrome de Segawa, une dystonie héréditaire progressive de l'enfant avec des fluctuations diurnes (Landrieu et Tardieu, 2001 [77]).

Bien que parfois douloureux, ce syndrome n'est pas une simple tendinite, mais bien une dysfonction extrapyramidale pour laquelle un traitement dopaminergique (L-dopa ou renforçateurs de celle-ci) et/ou des injections périphériques de toxine botulique (Botox®) peuvent entrer en considération.

TRIPLE DIAGNOSTIC

Les dystonies sont vraisemblablement une des causes *neurologiques* sous-diagnostiquées dans l'ensemble des troubles de l'écriture. Dans d'autres registres, il en est de même pour les torticolis, les attitudes fonctionnelles asymétriques et certains troubles de la marche. Chez Christelle, la crampe de l'écrivain, le latérocolis intermittent et les dyskinésies (mouvements anormaux) des membres inférieurs à l'effort répondent partiellement au Modopar® qu'elle supporte bien.

On a longtemps cru que ces attitudes « vicieuses » étaient d'origine *psychiatrique*. En fait, il s'agit, à l'instar des chorées et de la maladie de Parkinson, d'une dysfonction particulière des noyaux gris centraux. Ceux-ci se situent en profondeur du cerveau et déterminent le tonus musculaire. Il est toutefois vrai qu'une composante émotionnelle (par exemple, le stress d'être observé) peut jouer un rôle dans l'expression d'une dystonie. Les anxiolytiques et les antidépresseurs ont, eux, une action limitée et souvent décevante. De fait, Christelle a également un trouble anxieux. Elle cherche sa voie d'un point de vue professionnel et affectif mais elle a malheureusement jusqu'ici écarté toute psychothérapie de soutien.

L'existence des dystonies doit être connue des *enseignants et éducateurs spécialisés*. S'ils en ont la suspicion chez une élève ou une personne handicapée, ils la signaleront aux parents afin de solliciter un avis neurologique. Le diagnostic chez Christelle n'aurait jamais pu être posé sans l'observation de sa maîtresse d'école. De manière purement symptomatique, indiquons enfin que l'application d'un doigt sur l'avant-bras opposé ou sur le menton permet parfois une réduction spectaculaire, quoique momentanée, de l'attitude anormale.

COMMENTAIRE

Toutes les positions atypiques lors de l'écriture ne sont pas, et de loin, d'origine neurologique. La plupart d'entre elles peuvent s'améliorer ou être résolues par des mesures purement pédagogiques. Par ailleurs, la sémiologie (ensemble de signes) de la marche est très vaste. La détailler dépasserait les limites de cet ouvrage, ce d'autant que des paramètres orthopédiques, polygéniques et sensoriels interviennent fréquemment.

Le vécu psychologique joue un rôle immense, tant comme facteur déclenchant la symptomatologie physique qu'au niveau d'une souffrance secondaire. Souvent, les symptômes s'interpénètrent, agissent en boucles rétroactives *(feed back)*. Bien intelligent (*inter legere*, choisir parmi…) est celui qui en comprend tous les rouages. De manière très concrète, il faut agir par touches parfois successives, parfois simultanées. Montrer de l'empathie, sans oublier une certaine fermeté. Élaborer un soutien au-delà du patient lui-même, élargir notre support à son environnement. Nos disciplines sont des sciences (médicales, sociales, humaines) mais également un art, celui de sentir chaque singularité, d'employer un langage compréhensible, de se mettre à la place de l'autre, de négocier une action cohérente en ayant toujours un seul et même but éthique, le bien de la personne en face de soi.

Ce « bien » est d'ailleurs éminemment subjectif. Pour preuve, un patient ragaillardi, chez lequel on n'a pas fait grand-chose et qui va clamer sa reconnaissance à toute la communauté (au contraire d'un autre pour lequel on a sué sang et eau et qui passe d'un spécialiste à l'autre, depuis vingt ans, à la recherche de son Graal). Ce « bien » peut-être un temps d'écoute privilégié, un examen soigneux, une explication « cartes sur table ». Le fait de rassurer et d'être à disposition, de valoriser la personne et d'établir une manière d'alliance contre la maladie peut avoir un impact thérapeutique largement supérieur à la multiplication d'actes paramédicaux, de « médecines » parallèles farfelues et de médicaments inutiles.

Le temps des mandarins tyranniques et omniscients est révolu. Le temps est à la multidisciplinarité mais également à la synthèse. Un médecin de confiance, un psychothérapeute auquel le patient peut se confier en toute liberté ou un éducateur référent ont, pour autant qu'ils collaborent et soient capables d'*intercréativité*, une importance de premier ordre.

14 | MIGRAINES

SUZY

Depuis l'âge de 6 ans, Suzy présente des maux de tête intermittents qui durent une à deux heures. Ces céphalées avec sono- et photophobie sont parfois accompagnées de signes digestifs ; elles surviennent plusieurs fois par semaine. L'enfant n'a pas eu de traumatisme particulier. Entre les crises, Suzy, qui a maintenant 15 ans, se sent bien et suit l'école avec application.

À plusieurs reprises, elle a ressenti des troubles visuels sous forme de « zigzags » ou de points brillants, parfois accompagnés de paresthésies cheiro-orales (« fourmis » autour de la bouche et dans la main) prédominant tantôt à droite, tantôt à gauche. Cette symptomatologie dure quelques minutes ; elle est suivie d'intenses céphalées qui l'ont obligée à quitter la classe à maintes reprises.

Dans ses antécédents, on note quelques sinusites banales et d'occasionnelles nucalgies mais la jeune fille a un développement mental et psychomoteur sans particularité. Elle prend plus de quinze comprimés de paracétamol ou d'anti-inflammatoires par mois; des médecines, dites douces, se sont avérées également inefficaces. Sa famille est inquiète mais se souvient que la tante de Suzy a souffert, à l'époque, de symptômes similaires.

L'examen neurologique détaillé est tout à fait normal. Alors que cette fille n'a jamais eu d'épilepsie, son EEG est diffusément irritatif et montre une grande photosensibilité lors de la stimulation lumineuse intermittente.

L'anamnèse et la stricte normalité de l'examen clinique ainsi que cet enregistrement électrophysiologique vont dans le sens de migraines, voire d'états de mal migraineux (durant plusieurs jours), parfois précédés par une aura. Vu leur fréquence et l'irritabilité corticale, Suzy est mise au bénéfice d'un traitement de fond d'acide valproïque (Dépakine®/Depakote®) à petites doses. Des explications détaillées sont fournies à l'enfant et à ses parents, de même qu'un régime antimigraineux. Lors d'une consultation ultérieure, l'on voit sur le *carnet des céphalées* rempli par Suzy, que ses migraines se sont espacées à raison d'un à deux épisodes par mois. Elles ont également baissé en intensité et ne nécessitent aucune médication d'appoint.

Un autre facteur important est intervenu ; la jeune fille, interrogée à propos de son environnement sociofamilial, a expliqué un conflit avec de l'un de ses propres cousins qui la harcelait dans le bus scolaire. Un coup de téléphone au père de ce dernier par l'instituteur a désamorcé cette source de stress. Après quatre mois, le traitement de fond est progressivement retiré, sans exacerbation des symptômes.

PISTES

Comme on l'a vu, la vaste majorité des maux de tête se divise en deux catégories ; 40 % sont tensionnels, 40 % migraineux. Il est extraordinairement rare que des céphalées isolées, sans autre signe d'appel, soient le reflet d'une tumeur cérébrale. Par contre, elles peuvent être l'un des symptômes d'affections graves telles une méningite, une hydrocéphalie ou hémorragie, ou la conséquence de maladies extracérébrales (sinusite, troubles oculaires, dysfonction de la mâchoire). Leurs types d'apparition (aiguë, chronique, récidivante) et les signes accompagnateurs (vomissements matinaux en jet pour un processus expansif, température, méningisme et diminution de la vigilance pour une infection) sont importants pour le diagnostic.

Les céphalées tensionnelles sont sourdes, diffuses, intermittentes, parfois quotidiennes, en casque, mais sans déficit neurologique déficitaire ni autre signe d'alerte.

Elles surviennent souvent dans un contexte psychologique conflictuel, que les enseignant(e)s peuvent parfois démasquer, et présentent des caractéristiques mécaniques, par exemple d'origine musculaire cervicale, ce qui contre-indique certaines épreuves de gymnastique.

Quant aux migraines, elles ont un caractère génétique, sont accompagnées de sono- et de photophobie ainsi que de nausées (le centre cérébral du système digestif se trouve à proximité du noyau du nerf trijumeau, lequel joue un rôle important dans la migraine). Il s'agit en effet d'une sécrétion inappropriée de sérotonine par ce nerf qui est responsable de la sensibilité des méninges et du massif facial. Le neurotransmetteur en question provoque une dilatation des vaisseaux, parfois précédée par une aura (troubles visuels, manque du mot, difficultés de concentration).

Les migraines chez l'enfant peuvent être déclenchées par un stress scolaire, sont plus brèves que chez l'adulte, moins latéralisées, le plus souvent frontales et accompagnées de signes neurovégétatifs (pâleur, sueurs, nausées). *Elles peuvent effectivement interférer avec l'apprentissage.* En sus de souffrances importantes, elles sont anxiogènes et peuvent aboutir, via un cercle vicieux thérapeutique (Lantéri-Minet, 2000 [79]), à des céphalées par abus médicamenteux, dites CAM.

TRIPLE DIAGNOSTIC

Le diagnostic de migraine est donné par une anamnèse soigneuse, en l'absence de toute autre piste intra- ou extracrânienne à l'examen *neurologique*. Il n'y a pas de marqueur biochimique ou de stigmate radiologique. La réponse caractéristique aux triptans conforte la clinique. À l'heure actuelle, ces médicaments ne s'emploient toutefois qu'à partir de l'adolescence. L'exclusion d'une autre pathologie, une attitude empathique envers l'enfant et sa mère ainsi que des mesures diététiques suffisent souvent pour des patients plus jeunes. En cas de crises trop fréquentes (plus d'une fois par semaine), on emploie des traitements de fond. La cause de la migraine est génétique. Ces céphalées sont modulées par les hormones, particulièrement chez la femme.

Bien qu'il s'agisse d'une affection somatique, une composante *psychique* est loin d'être négligeable. Un trouble anxieux ou dépressif, des conflits ou un deuil peuvent jouer un rôle amplificateur. Les migraines sont parfois précédées par un état euphorique ou, au contraire, par une tristesse inhabituelle. La phase algique est souvent suivie par une fatigue intense, voire un état d'épuisement. Occasionnellement, les crises s'enchaînent les unes aux autres, entretenant un état dysthymique, lequel déclenche lui-même de nouveaux épisodes douloureux, en une manière de cercle vicieux infernal. Les migraineux ont souvent un caractère soucieux et perfectionniste. Cette symptomatologie, dont on sait qu'elle touche, à des degrés divers, une femme sur cinq entre 15 et 40 ans, n'est évidemment pas spécifique aux personnes atteintes de déficit mental, mais elle ne les épargne en aucune manière. Elle est alors un poids supplémentaire qui s'ajoute à leurs déficits. En sus de médicaments spécifiques coupant précocement les crises et de traitements de fond, la relaxation, la diététique, une hygiène de vie et une psychothérapie de soutien peuvent contribuer à la prise en charge.

L'anamnèse socio-environnementale est également d'importance. Les *pédagogues*, attentifs à ces personnes qui ne sont pas toujours comprises et qui sont par ailleurs souvent des élèves consciencieuses, doivent s'attacher à démasquer d'éventuels conflits pouvant provoquer les crises. De fait, le harcèlement de Suzy par son propre cousin dans le bus scolaire jouait un rôle tout à fait significatif en tant que facteur déclenchant. Parfois, un dialogue avec les parents, un changement de classe, un appui, une dispense, un entretien, la résolution d'un antagonisme permet de diminuer nettement la souffrance endurée et ce, sans médication aucune.

COMMENTAIRE

Y a-t-il une place pour l'étude des maux de tête dans l'éducation spécialisée ? Il faut bien le dire, ce chapitre est souvent occulté dans les ouvrages de pédagogie et de déficience intellectuelle. Et pourtant, sur le terrain, quoi de plus fréquent ? Il suffit de regarder les registres scolaires pour constater que l'une des causes principales d'absentéisme chez les jeunes filles est la migraine. À noter que les céphalées de ce type sont également plus fréquentes chez les patients épileptiques et qu'elles sont également une comorbidité du trouble dépressif.

Par ailleurs, l'éducateur spécialisé doit savoir que certaines situations telles qu'une malformation de la jonction cervico-occipitale chez la personne trisomique ou une hydrocéphalie, voire une tumeur de la fosse postérieure, peuvent être sources de céphalées atypiques, potentiellement graves.

Il est parfois difficile de comprendre la réelle souffrance d'un migraineux, ses récidives, son alitement momentané suivi d'un état complètement normal. Les auras visuelles peuvent mimer un décollement de la rétine ; un hémisyndrome en impose pour une attaque transitoire ; les vomissements initiaux font penser à une dysfonction des voies biliaires. L'euphorie qui précède une crise ressemble parfois à un trouble submaniaque, la fatigue psychique intense qui la suit peut imiter un état dépressivo-abandonnique. Le lendemain, le migraineux fonctionne de manière normale et son entourage se met à penser que la personne affectée avait un comportement « hystérique ».

Ces alternances provoquent l'incompréhension du maître ou du chef d'atelier, la méfiance des pairs vis-à-vis d'êtres pourtant soucieux, avenants et prenant les misères du monde sur leur dos. Il existe une génétique, une biochimie, une psychologie, voire une personnalité du migraineux.

La compréhension de ces phénomènes fait certainement partie de la formation du soignant ; elle concerne également l'enseignant, l'éducateur et le travailleur social.

15 | FUGUES ET AGRESSIVITÉ

JOSÉ

Né de parents ayant émigré, vivant en un milieu défavorisé, José, 17 ans, a une situation conflictuelle grave avec son père. Il a fugué à plusieurs reprises et vit actuellement dans un foyer pour adolescents.

Sa scolarité est marquée par plusieurs échecs (deux redoublements de classe, des fréquentes bagarres avec ses compagnons, des conflits avec ses enseignants, des acquisitions de base insuffisantes). La psychologue mentionne un QI à 70 chez un jeune homme « impulsif mais attachant ». Une tendance aux affabulations, des phases abandonniques, un déni de la réalité de ses actes et l'absence de signes évidents de la lignée psychotique sont également décrits.

L'éducatrice évoque des épisodes pendant lesquels José a le regard fixe, déambule, pointe l'index de la main droite vers un objet imaginaire, bredouille des mots dans sa langue maternelle puis tremble des deux bras. L'on discute d'une épilepsie partielle complexe mais l'examen soigneux de son dossier, ainsi qu'un électroencéphalogramme de longue durée, ne mettent en évidence aucune preuve objective en faveur d'une telle pathologie.

José se dit épileptique ; toutefois, des oublis médicamenteux, de trois jours à une semaine, ne précipitent pas ses crises. L'examen neurologique, une résonance magnétique cérébrale et des analyses sanguines détaillées sont normaux.

Une éducatrice stagiaire recherche sa montre qu'elle avait déposée sur une table lors d'un bricolage. Elle est retrouvée quelques jours plus tard dans la poche de José qui est également cleptomane.

Lors d'une hospitalisation en milieu spécialisé ouvert, José a une agressivité verbale importante. Au décours d'une fugue, il met en danger le personnel avec un couteau. Cet événement nécessite l'intervention de la police.

Peu après l'un de ces comportements-défis, l'on parvient à pratiquer un nouvel électroencéphalogramme qui montre malgré tout des ondes lentes prédominant dans les régions frontotemporales droites. Bien qu'il ait reçu 2 × 400 mg de Tégrétol® CR (retard) et 2 × 10 mg d'Urbanyl® puis un neuroleptique, José récidive dans ses menaces envers les soignants, il est conduit en milieu psychiatrique fermé. Par la suite, il est transféré dans une institution pour adolescents difficiles où il est encadré de manière stricte.

PISTES

15

Les situations cliniques sont souvent intriquées, bien éloignées de chapitres livresques où les thèmes sont clairement définis. Des troubles sociaux ou familiaux, un handicap mental, une épilepsie partielle complexe ainsi que des troubles du comportement chez une personnalité limite *(borderline)* peuvent coexister et prendre, chacun à leur tour, au cours de l'enfance ou de l'adolescence et au gré des situations de vie, une importance particulière. Enseignant(e)s, éducateur(trice)s, médecins, infirmier(ère)s et travailleurs sociaux sont alors confrontés à des problématiques qui dépassent leur champ d'activité propre.

D'un point de vue neurobiologique, un excès de dopamine joue un rôle dans la psychose et parfois, dans une certaine mesure, dans l'agressivité d'un individu. L'on incrimine la sérotonine et la noradrénaline dans la dépression, un manque de GABA dans l'anxiété et l'épilepsie. Certaines formes de cette dernière maladie seraient d'origine génétique. Elles sont parfois dues à une dysfonction de circuits neuronaux aberrants. Ces derniers sont objectivés lors de dysplasies corticales (malformations des couches du cortex cérébral).

Les régions hypothalamiques et préfrontales, de même que l'hémisphère droit et les lobes temporaux sont incriminés dans certains troubles du comportement. Chromosomes et hormones sexuelles jouent un rôle évident ; l'hyperactivité, le syndrome oppositionnel et l'alcoolisme ont une large prédominance masculine alors que l'anxiété, les troubles paniques, l'anorexie mentale, la dépression et les phobies sont plus fréquents chez la femme.

Dans notre exemple, le psychiatre a évoqué un *trouble de l'adaptation*. Cette entité clinique aux limites quelque peu floues est considérée par certains « comme une éventuelle forme précoce d'un autre trouble psychiatrique plus développé, tel que le trouble dépressif majeur » (Strain *et al.*, 1998 [114]).

Selon les études, sa prévalence oscille dans les services de consultation psychiatrique entre 5 et 23,5 % (Samuelian *et al.*, 1994 [105]), voire 34,4 % dans un service psychiatrique hospitalier (Greenberg *et al.*, 1995 [56]). Dans l'étude de Bronisch (1991) [16], l'on trouve 18 % d'évolutions chroniques ou de suicides, ce qui est loin d'être anodin.

D'un point de vue sociologique, la proportion de migrants affectés par ce trouble serait significativement plus importante : 26 %, par rapport à 11 % d'autochtones (Lott *et al.*, 2003 [82]).

La réalité d'une personne ne saurait bien entendu se résumer à des phénomènes neurobiologiques. Elle nécessite une approche multi- ou plutôt transdisciplinaire, sans quoi chaque spécialiste court après une partie des symptômes.

TRIPLE DIAGNOSTIC

Les investigations *neurologiques* ont toujours hésité quant à une épilepsie sous-jacente chez José. Des tentatives de traitement anticomitial donnent chez lui des résultats ambigus. Les examens cliniques, radiologiques et sanguins restent sans particularité.

Nous sommes ici principalement devant une problématique d'ordre psychiatrique. On a successivement évoqué un trouble de l'adaptation, une personnalité limite, une cleptomanie, un caractère impulsif, des comportements-défis, des troubles thymiques. Les multiples prises en charge ambulatoires, institutionnelles et hospitalières (dont une clinique spécialisée pour jeunes personnes handicapées ayant une épilepsie et/ou un trouble du comportement) ont été successivement mises en échec.

Des approches *psychopédagogiques* de divers ordres ont été tentées ; le bilan familial a révélé :

15

– une mère peu présente et un père violent qui aurait maintes fois battu José ;

– des problèmes socioculturels : les parents, migrants, ne parlent guère le français alors que José est à l'aise dans cette langue ; les deux adultes sont au chômage et vivent de l'aide sociale.

Une psychothérapie familiale ou individuelle a toujours été écartée. L'enfant a été placé, il y a quelques années, en semi-internat dans une institution pour « enfants difficiles ». Il a bénéficié d'appuis pédagogiques de tous ordres. Actuellement, José a un tuteur, un éducateur référent, des enseignants spécialisés, une psychologue. Compte tenu de son évolution et de ses multiples passages à l'acte, plusieurs encadrements ont été ultérieurement proposés. Il faut bien l'admettre, les différents corps professionnels ont, jusqu'ici, « couru après ses symptômes » sans les résoudre. Compte tenu du fait qu'il approche l'âge adulte, on peut craindre que José ne vire dans la délinquance. À ce propos, il est assez paradoxal de constater que, lors du passage légal à la majorité, ces personnes se voient exclues de soutiens institutionnels dédiés à l'enfance. Certains comportements-défis deviennent alors, aux yeux de la société, des délits qui ne sont plus traités par des mesures éducatives mais par le système judiciaire. Alors qu'il s'agit d'un même continuum qui s'inscrit dans le cadre d'un retard mental, d'une immaturité affective ou d'un trouble de l'adaptation. On doit également se demander si une intervention familiale précoce aurait pu éviter ce qui peut paraître, du moins en partie, comme un trouble de l'attachement et une conséquence de la maltraitance infantile subie par José.

COMMENTAIRE

Avouons-le, notre ignorance est grande pour ce qui concerne certains troubles du comportement, notamment chez des personnes intellectuellement déficientes :

– méconnaissance de la physiopathologie des handicaps ;
– interactions de paramètres médicaux, psychologiques et sociaux ;
– richesse mais aussi complexité des caractères.

Des réactions nous surprennent, d'autres nous émerveillent. Les cadres d'une classification livresque sont souvent écartelés. L'enfant n'est pas roi ; parfois cependant, le petit prince met bien facilement en évidence nos difficultés à cerner sa personnalité, ses pulsions et ses contradictions.

Nul diagnostic isolé ne saurait résumer le comportement de José. Bien savant est celui qui pourrait prédire son avenir. Souffre-t-il, oui ou non, d'une d'épilepsie ? Est-il *borderline* ou entre-t-il en schizophrénie ? Sa déficience légère et son impulsivité pourront-elles finalement être canalisées par un encadrement psychosocial ou va-t-il se faire prendre dans les mailles du Code pénal ? Nos moyens semblent limités. À n'en pas douter, ils se doivent d'être complémentaires.

Sans vouloir ouvrir ici un débat sociétal ni surtout stigmatiser qui que ce soit, il est clair que des composantes neurologiques, hormonales, génétiques, etc. sous-tendent des troubles du comportement. Il ne s'agit ici, en aucune manière, d'atténuer le concept de responsabilité individuelle mais d'essayer de comprendre la physiopathologie des troubles du comportement au gré d'un éclairage, sans doute incomplet, issu du monde de la déficience. Malgré le recours à des expertises judiciaires, il n'est pas sûr que ces paramètres médicaux soient suffisamment pris en compte par la société.

Nous devrions approfondir les réflexions concernant la marginalisation de populations en butte à des difficultés existentielles. Parmi celles-ci se trouvent certainement des individus à l'intelligence limite ayant, par exemple, les stigmates d'un Xfragile, syndrome qui est l'une des étiologies les plus fréquentes des handicaps intellectuels et qui est certainement sous-estimé à l'heure actuelle. Il en est de même pour les personnes légèrement déficientes, suite à un syndrome d'alcoolisation fœtale (SAF) dont le diagnostic, en l'absence d'anamnèse fiable et de signes dysmorphiques évidents, est rétrospectivement difficile (3,5 % d'un collectif « tout venant » étudié par May *et al.* en 2006 [89] dans la province de Lazio, en Italie, souffrait d'un SAF incomplet).

Ces syndromes ont pour comorbidité fréquente une hyperactivité, dont la prévalence est estimée à 5 % de la population enfantine et dont on sait que l'impulsivité persistante à l'âge adulte est grande pourvoyeuse de toxicomanies et de problèmes judiciaires. En effet, jusqu'à l'âge de 20 ans, l'incidence des accidents chez les personnes augmenterait de 400 %, celle des problèmes avec la justice de 500 % et celle des consultations psychiatriques de 1000 %. L'on admet que les symptômes persistent chez la moitié des patients à l'adolescence et chez un tiers d'entre eux à l'âge adulte. Des enquêtes épidémiologiques révèlent que 35 % des cocaïnomanes avaient un THADA durant leur enfance.

Par ailleurs, la propension aux délits est potentialisée de manière tout à fait significative par les androgènes. Les populations carcérales sont à 90 % masculines. Une majorité d'infractions au Code de la route l'est également. À l'adolescence, lors de l'imprégnation hormonale, les troubles psychiques des jeunes gens ont une nette tendance externalisante (violence, addictions), alors que ceux des jeunes filles sont plutôt internalisants (angoisses, dépression, phobies).

L'agressivité frontale, voire la désinhibition frontale de l'*homo sapiens*, serait-elle également due à des réseaux neuronaux sécrétant localement des taux anormaux de dopamine ? On sait que cette dernière (via la L-dopa ou les traitements dopaminergiques) peut provoquer des comportements compulsifs (jeux de hasard, hypersexualité) chez les patients parkinsoniens ou ceux traités pour un syndrome des jambes sans repos (Driver-Dunkcley *et al.*, 2007 [42]). Il s'agit de la même dopamine que l'on module avec des neuroleptiques et qui joue un rôle majeur dans les psychoses.

Par ailleurs, la noradrénaline, l'un des neuromédiateurs du stress influence également les comportements agressifs.

À l'inverse, y aurait-il chez les personnes délictueuses un déficit en ocytocine (que certains chercheurs n'hésitent pas à appeler « hormone de l'attachement ») ?

Dans certaines situations, serait-on face à une dysfonction des récepteurs GABA (dont l'insuffisance contribue à l'anxiété) ou encore de la sérotonine, l'un des neurotransmetteurs du trouble dépressif ? Cela, tout en sachant que les dosages des neurotransmetteurs dans le sérum, voire dans le liquide céphalorachidien, ne sont pas représentatifs d'un fonctionnement cérébral local.

Le monde de la déficience nous apprend également que le manque de socialisation dans les troubles envahissants du comportement (autisme, Asperger, Rett) est probablement d'origine génétique. À l'inverse, il est également intéressant de constater que nombre de personnes trisomiques sont naturellement douces et avenantes. Il en est de même des patients atteints d'un syndrome de la poupée rieuse (pantin hilare) ou de ceux présentant un syndrome du lutin (Williams). On peut ainsi se poser la question s'il n'existe pas une conjonction neuronale inhibant ou, au contraire, favorisant le contact entre les êtres.

Chez les personnes polyhandicapées, on observe également des signes préfrontaux :

- désinhibition ;
- troubles de la programmation ;
- autostimulation ;
- pauvreté du contrôle sphinctérien.

Certains signes analogues sont observés chez des jeunes enfants dont les lobes frontaux ne sont pas encore myélinisés, chez des traumatisés crâniens ou des personnes âgées et démentes. Mentionnons encore les épisodes pseudo-maniaques caractérisant parfois une maladie de Pick, des faits délictueux observés dans la syphilis tertiaire ou, au contraire, l'apathie involutive et les troubles exécutifs d'un Alzheimer.

La configuration même du lobe frontal joue ainsi, entre autres, un rôle indubitable dans le comportement, que ce soit dans le domaine de la déficience, de la petite enfance, de la traumatologie ou de la sénescence.

Il est bien entendu que le statut parental, l'éducation dans son ensemble, les conditions socio-économiques, la construction de la personnalité, de même qu'une déscolarisation et l'exclusion de manière générale, ont, parmi de nombreux facteurs sociaux, un rôle majeur dans ces problématiques neuropsychologiques.

On peut postuler l'axiome d'un nouveau « dialogue transculturel » entre la galaxie médico-pédagogique et le monde judiciaire, dont le mode de penser semble si différent. Devant les difficultés décrites plus haut, il est en effet permis de se poser la question si José n'est pas en train de passer d'une situation où il était entouré par une « mère médico-pédagogique » à celle d'un « père judiciaire » soucieux d'organisation sociale.

16

XFRAGILE ET ANOMALIES CHROMOSOMIQUES

JOCELYN

À l'âge de 8 ans, Jocelyn présente des clignements compulsifs des deux yeux, surtout lors d'un stress. Son entourage pense à des tics chez ce garçon impressionnable mais sans antécédents notables. L'enseignante remarque des brefs états de non-réponse pendant ses mouvements oculaires, lesquels ne durent que quelques secondes. Un électroencéphalogramme met en évidence un Petit Mal qui est traité avec satisfaction. Les absences et les pseudo-tics disparaissent presque totalement.

Il n'y a pas de consanguinité parentale et l'on n'a, par ailleurs, aucun indice rétrospectif pour un syndrome d'alcoolisation fœtale ou pour une prise intempestive de médicaments durant la grossesse. L'anamnèse familiale est par contre particulière :

– son père aurait présenté une épilepsie bénigne pendant son enfance ;

– sa mère a un syndrome gauche dystonique ainsi qu'une dépression ;

– ses trois sœurs sont nettement plus âgées (respectivement 25, 27 et 30 ans) et sont en bonne santé.

Le phénotype de cet enfant est un peu particulier, très ressemblant à sa mère, avec un visage oblong, de grandes oreilles assez bassement situées et un nez aquilin faisant évoquer le diagnostic de syndrome de François.

De plus, Jocelyn présente d'autres signes neurologiques et neuropsychologiques, des discrets troubles de la coordination, une certaine hyperactivité, une dyslexie, une dysorthographie et une dyscalculie. Son QI verbal est à 56, son QI performances à 58 et son QI total à 53. À l'âge de 8 ans, il suit une classe spéciale et a deux ans de retard par rapport à une scolarité normale.

Les analyses sanguines et la résonance magnétique cérébrale sont en ordre. Sous traitement, le deuxième électroencéphalogramme est bien compensé. L'on demande alors un caryotype (analyse chromosomique) qui est sans particularité ; la recherche moléculaire pour un éventuel syndrome d'Xfragile est négative, de même que celle d'un chromosome 20 en anneau.

Jocelyn bénéficie actuellement d'une prise en charge psychopédagogique dans une institution pour personnes handicapées.

PISTES

Le syndrome du Xfragile est caractérisé par des troubles comportementaux aspécifiques :

– possibles symptômes autistiques ;

– troubles obsessionnels ;

– déficience mentale légère ;

– problèmes de langage.

Ces signes sont plus ou moins exprimés (pénétrants) selon l'importance de la cassure de l'un des bras longs du chromosome X. Ceci est dû à une dysfonction du gène FMR1 gérant la protéine FMRP. Comme d'autres syndromes X-liés (hémophilie, Lesch-Nyhan), ils affectent essentiellement le garçon, la présence d'un autre chromosome X intact chez la fille compensant généralement le déficit (Braun, 2000 [15]).

Sur le plan morphologique, ces enfants peuvent avoir de grandes oreilles, une macro-orchidie (testicules trop développés), un thorax creux, une malocclusion dentaire. Neurologiquement, l'on trouve des réflexes très vifs, des troubles de la coordination et un électroencéphalogramme irritatif. Il s'agit d'une des causes les plus fréquentes de la déficience mentale (classiquement, 1 sur 1700 à 1 sur 1200 individus dans la population générale).

Parfois des personnes ayant une symptomatologie qui ressemble à celle d'un Xfragile ne trouvent pas de confirmation biologique. *A contrario*, il existe des individus atypiques qui présentent à l'âge adulte des tremblements et des troubles de la marche et chez lesquels l'on pose finalement ce diagnostic, d'où les difficultés rencontrées dans ces investigations.

Bien qu'elle se soit affinée d'un point de vue technique, l'analyse chromosomique reste une vue globale de la déficience. Actuellement, il est impossible de passer la totalité du génome (ensemble des gènes) en revue pour détecter toutes les anomalies potentielles. Le clinicien doit partir de tel aspect du retard mental associé à tel caractère morphologique pour poser les bonnes questions au généticien.

Plus récemment, des banques de données aident à sérier les recherches. Des nouvelles techniques de *puces et sondes à ADN* (acide désoxyribonucléique : molécule en double chaîne spiralée, constituant le code génétique) permettent par ailleurs de regrouper plusieurs détections de syndromes et constituent une avancée appréciable.

TRIPLE DIAGNOSTIC

Les recherches *neurogénétiques* ne sont pas simples dans la pratique. C'est une des raisons pour lesquelles nombre de personnes ayant une déficience intellectuelle restent sans diagnostic précis. Malgré une explosion des découvertes fondamentales (on connaît, par exemple, plus d'une quinzaine de gènes de « susceptibilité » impliqués dans l'autisme), les traitements effectifs tardent à suivre. Certaines méthodes biochimiques de substitution enzymatique, d'autres employant des cellules souches ou des micro-ARN (acides ribonucléiques) sont toutefois en cours d'investigations. De manière très concrète, bien qu'il ne s'agisse pas ici d'un syndrome d'Xfragile à proprement parler, on observe chez Jocelyn un ensemble de traits congénitaux hérités de sa mère et un retard mental peut être lié aux chromosomes sexuels (en l'occurrence, la double représentation du X protège vraisemblablement les membres féminins de sa famille). Curieusement, sa mère a une dysfonction des noyaux gris centraux et une tendance dépressive endogène dont on peut supposer qu'elles sont une autre expression clinique d'un syndrome commun. À noter que Jocelyn est le « petit dernier » et qu'il est né bien après trois grandes sœurs, sa mère étant alors relativement âgée (ce qui est un facteur de risques pour des affections congénitales liées aux chromosomes). Les troubles moteurs de l'enfant ainsi que sa dyslexie–dysorthographie–dyscalculie sont une facette singulière de son syndrome :

- microdysfonctions de « câblage » ;
- migration aberrante de couches neuronales ?

Peu d'éléments apparents sont signalés d'un point de vue *psychiatrique*, si ce n'est une « certaine hyperactivité ». Chez Jocelyn, cela ne semble pas avoir justifié la mise sous méthylphénidate (Ritaline® ou Concerta®). L'enfant est de toute manière bien entouré par ses parents, ne pose pas de problèmes majeurs de comportement en classe ou avec ses pairs. Un encadrement empathique, voire un soutien parental, peut être malgré tout judicieux.

L'enfant bénéficie d'un bon encadrement *psychopédagogique* par des enseignants spécialisés, une orthophoniste et une psychomotricienne. Son évolution motrice, cognitive et affective est satisfaisante. Différents bilans, dont un PEP (profil psycho-éducatif), en témoignent.

COMMENTAIRE

En amont, Jocelyn n'a jamais subi de maltraitance active ou passive, son milieu étant adéquat.

Comme évoqué plus haut, la résilience des familles est plus aisée pour un Xfragile que pour une trisomie 21 et ce, pour plusieurs raisons :

- ce dernier diagnostic est souvent plus précoce ;
- le syndrome et son évolution sont reconnus par la société ;
- l'encadrement est mieux codifié.

A contrario, la révélation d'un Xfragile intervient souvent après plusieurs années au cours desquelles des troubles du comportement ont suscité incertitudes, culpabilisation et réactions émotionnelles. Par la suite, les parents ont parfois du mal à comprendre et à expliquer à leurs collatéraux un syndrome dont la gravité et le pronostic varient grandement d'un individu à l'autre.

La perception parentale et sociétale jouent donc un rôle cardinal dans l'acceptation et par conséquence dans la relation avec l'enfant. Des investigations neuropédiatriques précoces associées à la prise en charge pédagogique d'un retard mental et/ou de troubles du langage, le traitement d'un éventuel trouble attentionnel avec ou sans hyperactivité, un soutien psychologique de l'enfant et de sa famille, ainsi qu'une *feuille de route* claire des intervenants peuvent éviter d'ajouter des errances éducationnelles et de l'angoisse à un processus déjà douloureux.

17 | SYNDROME DU CRI DU CHAT

CAREN

Caren est une jeune adulte avec une déficience mentale profonde. L'on a diagnostiqué chez elle un *syndrome du cri du chat*. Elle présente effectivement des cris stéréotypés, brefs, spontanés, augmentant lors d'une stimulation inhabituelle. Elle ne parle pas mais s'exprime corporellement.

De petite taille (146 cm), Caren ne pèse que 30 kg. Elle présente des signes dysmorphiques (malformatifs), dont une microcéphalie (une petite tête), un hypertélorisme (des yeux écartés), des oreilles basses, une hyporéflexie–hypotonie (peu de réflexes, faible tonus musculaire), des troubles de la coordination, des mouvements stéréotypés des mains, un réflexe de succion et des stigmates d'automutilation après morsures répétées de l'index gauche.

L'électroencéphalogramme est microvolté (de très bas voltage) ; il comporte des bouffées d'ondes lentes à 5–7 cycles par seconde à début et fin brusques. Caren a une dizaine de crises annuelles qui sont toniques, brèves et généralisées. Ces dernières diminuent toutefois avec le retrait, suggéré par le personnel éducatif, d'un neuroleptique sédatif (la lévomépromazine – Nozinan®) ; la vigilance de cette jeune fille s'améliore et l'on observe dès lors chez Caren ni agitation, ni insomnie de rebond.

Elle vit en institution, apprécie les soins corporels, répond aux stimulations visuelles, auditives et cutanées ; elle montre une certaine joie de vivre par des sourires, des mimiques et des attitudes affectueuses.

PISTES

Une délétion (manque) sur un autosome (chromosome non sexuel) peut provoquer un retard mental profond. C'est le cas, si elle se trouve par exemple sur le bras court du chromosome 5 (syndrome du cri du chat). Cette anomalie a été décrite la première fois par le chercheur français Jérôme Lejeune en 1963. La présentation clinique est typiquement décrite dans l'exemple ci-dessus. Il existe de nombreux syndromes délétifs ou microdélétifs (parmi lesquels les plus connus sont la dystrophie musculaire de Duchenne, le syndrome d'Angelman, de Williams, etc.).

Les anomalies chromosomiques sont classiquement considérées comme des accidents congénitaux ; certaines sont toutefois *transmissibles* (héréditaires) :

- translocation (partie d'un chromosome *collé* sur un autre) ;
- délétion d'un Xfragile ;
- duplication ;
- inversion ;
- chromosome en anneau.

Dans leur ensemble, ces pathologies touchent environ 0,5 % des nouveau-nés. Il faut y ajouter un grand nombre d'avortements spontanés dus à des aberrations incompatibles avec la vie, ainsi que les interruptions de grossesse provoquées.

Par convention, on nomme *p* les bras courts et *q* les bras longs. L'absence d'un élément est marquée par un « – », l'addition par un « + ». Le terme de *trisomie* désigne trois chromosomes du même type (au lieu de deux), celui de *monosomie*, un seul. Une *mosaïque* signifie que seul un ensemble de cellules a l'aberration chromosomique, alors que d'autres groupes cellulaires sont sans particularité. À noter que les trisomies viables concernent surtout les derniers chromosomes (15, 17, 18, 21).

Il convient de distinguer le caryotype (analyse de l'ensemble des chromosomes) du phénotype (leur expression clinique). Les anomalies sus-mentionnées comportent plusieurs milliers de gènes et peuvent avoir une expression majeure, non seulement sur le système nerveux, mais aussi, ce que l'on oublie souvent, sur d'autres organes. Il existe une pléiade d'erreurs chromosomiques (et bien davantage encore d'affection mono- ou polygéniques), d'où la multiplicité des situations cliniques.

Le syndrome du *cri du chat* doit son nom à des pleurs caractéristiques et à des cris aigus très singuliers chez le bébé ; ils sont la conséquence d'une configuration particulière des cordes vocales. Son taux de prévalence est de 1/50 000. Ces enfants sont à la fois amicaux et joyeux, curieux et attachants.

TRIPLE DIAGNOSTIC

Toute une série de signes *neurologiques* découverts après sa naissance caractérisent le syndrome de Caren. Son nanisme n'est ni hypophysaire (centre hormonal) ni achondroplasique (dysfonction congénitale du développement cartilagineux articulaire), mais constitutionnel, sous contrôle génique.

À noter que l'échographiste « éclairant la caverne matricielle » (selon l'expression de Jean-Marc Levaillant dans le film de Nils Tavernier *L'odyssée de la vie*) ne peut voir, dans un syndrome du cri du chat, de clarté nucale précoce comme c'est souvent le cas dans un syndrome de Down ou d'autres trisomies. Le « gardien du phare » n'est pas le capitaine du bateau et remarque tout au plus, dans ce type de situation, un retard de croissance. Des marqueurs biochimiques dans le sérum maternel de type PAPP-A ou bêta-HCG (qui font, eux, suspecter une trisomie) ne sont pas disponibles pour l'anomalie du chromosome 5 chez Caren. Seul un caryotype sur la base d'une amnio-choriocentèse peut la détecter. Toutefois, peut-être des analyses d'ADN fœtal cellulaire ou acellulaire circulant dans le sang maternel, vont-elles dans le futur, permettre un accès à une palette de diagnostics anténataux beaucoup plus large (Lapaire *et al.*, 2008 [80]).

Nulle thérapie étiologique (causale) n'est à disposition pour son problème chromosomique. Son épilepsie peut être considérée comme compensée. Ce n'est pas nécessairement en reprenant une double ou une triple thérapie (qui a d'ailleurs été tentée dans ses antécédents) que les crises vont se raréfier davantage. Cela au risque d'effets secondaires non négligeables. Un traitement anticomitial simple mais bien ajusté est d'ailleurs parfois plus efficace qu'une association complexe, en raison d'interactions multiples, notamment au niveau hépatique (foie). On insiste plutôt, dans cette situation, sur les facteurs déclenchants :

– surveillance de la comédication (neuroleptiques, antidépresseurs, pénicilline abaissant le seuil épileptogène) ;

– adhésion au traitement ;

– sommeil régulier ;

– prise en charge rapide d'un état fébrile.

À l'instar des syndromes de Williams, d'Angelman et de Down, le comportement *psychoaffectif* de Caren, en général agréable, est légèrement désinhibé, de type frontal. Ses rares épisodes d'automutilation (morsures superficielles de sa main) sont en rapport direct avec des situations anxiogènes. Celles-ci sont évitées, tant que faire se peut, par une structuration de sa journée et des relations interpersonnelles avec ses camarades dans le pavillon où elle réside. Il en est de même à l'atelier et lors des sorties récréatives. La situation n'a pas justifié l'essai de naltrexone (Nalorex®/Revia®), un anti-opiacé parfois utilisé dans ce type de comportement, mais dont l'efficacité est discutée. Typiquement, le neuroleptique qui a été introduit il y a quelques années est devenu inutile. Ce psychotrope est demeuré par habitude sur la liste thérapeutique, mais il produisait davantage d'effets secondaires que d'apports bénéfiques.

Compte tenu du retard mental sévère, les efforts *psychopédagogiques* sont centrés sur la socialisation de cette personne, son estime d'elle-même, les qualités relationnelles avec son entourage et son autonomie relative dans la vie de tous les jours. Au contraire d'une personne souffrant de polyhandicap, les soins de type infirmier sont limités, compte tenu que Caren n'a pas de spasticité, de troubles sensoriels, de difficultés à s'alimenter ni d'incontinence.

COMMENTAIRE

Le handicap mental, tout comme les troubles psychiatriques sont éminemment multimodaux. C'est là l'une des difficultés majeures qu'ils posent aux cliniciens. C'est là aussi leur richesse qui ne cesse d'être un défi.

« Quoi de commun entre un déficient intellectuel léger travaillant en centre d'aide par le travail et le polyhandicapé grabataire, incapable d'utiliser le langage et vivant dans une maison d'accueil spécialisé ? (...) Sous l'angle étiologique, il y a une différence importante entre, d'une part, la déficience qui résulte d'une altération neurologique et, d'autre part, la déficience qui traduit une construction défaillante de la personnalité. (...) À capacités intellectuelles comparables, quoi de commun entre le trisomique choyé dans un univers familial stable et chaleureux, le déficient délaissé par une famille éclatée ou en grande difficulté sociale et le psychotique pris dans les rets d'une famille gravement perturbée ? » (Dusart, 1998 [43]).

Ici encore, l'écoute attentive du patient et l'interculturalité professionnelle sont ce que l'on peut faire de mieux pour chacune de ces personnes et leur famille.

18 TROUBLES DE CONVERSION CHEZ UNE PERSONNE HANDICAPÉE

SYLVIE

Cette personne moyennement handicapée (son QI effectué à plusieurs reprises, se situe entre 54 et 65) suit des classes spéciales. Une origine périnatale anoxique (manque d'oxygène pendant la naissance, cet « acte fondateur de la vie », selon l'expression de René Frydman) est postulée, sans que l'on puisse exclure un syndrome génétique. Elle a une discrète tétraspasticité (des quatre membres), des troubles de la coordination. À partir de sa treizième année, elle présente d'étranges crises. Des avis divergents sont émis à leur propos. Après des investigations détaillées, l'on conclut à des tremblements psychogènes.

Un doute subsiste cependant sur deux autres électroencéphalogrammes pratiqués ambulatoirement, suite à la multiplication de phénomènes paroxystiques (à débuts et fins brusques). Sylvie semble répondre partiellement à un médicament antiépileptique, le Lamictal® (lamotrigine). Des crises non comitiales coexistent toutefois, très démonstratives, déclenchées devant témoins, dans un contexte émotionnel. La résonance magnétique cérébrale ainsi que plusieurs bilans sanguins détaillés se sont avérés négatifs.

L'entourage familial est épuisé par les demandes multiples de Sylvie. Elle consulte de nombreux médecins, a des plaintes somatiques (physiques) incessantes. L'on a également évoqué le diagnostic de fibromyalgie, tant ses douleurs sont ubiquitaires (omniprésentes), sans signe rhumatologique ni inflammatoire.

Lors d'une hospitalisation en milieu psychiatrique, l'on souligne une immaturité affective grave, des troubles dissociatifs, des bouffées délirantes. Par la suite, la patiente interrompt spontanément la plupart de ses médicaments, met fin aux consultations chez son psychiatre et récidive. Elle est réhospitalisée. Son assistante sociale est déconcertée, de même que son tuteur, sa famille et son médecin traitant.

Malgré la sévérité du tableau clinique, l'assistante sociale insiste pour que Sylvie puisse accéder à son rêve, celui de vivre dans un studio indépendant (avec référente). La situation globale s'améliore.

PISTES

Si le mot hystérie est pratiquement abandonné, il faut néanmoins observer une extrême prudence quand on parle de troubles de conversion. Dans la classification internationale CIM-10, on trouve la notion de troubles *dissociatifs (de conversion)* (F44) et dans l'américaine DSM-IV-TR, celle de troubles *somatoformes* (485). Les *convulsions dissociatives* sont évoquées dans la première, alors que les convulsions figurent au sous-chapitre *« troubles de conversion »* dans la seconde classification.

Il est au demeurant intéressant de noter que « plusieurs études incluant des sujets auxquels il était demandé de simuler un déficit ont montré des *patterns* d'activation cérébrale différents de ceux des patients avec des troubles dissociatifs. (...) Ces derniers ont présenté à l'IRM fonctionnelle une activation des régions limbiques impliquées dans la mémoire et les émotions ainsi qu'une hypoactivation concomitante du cortex moteur controlatéral au déficit » (Hubschmid *et al.*, 2008 [63]).

Cette problématique est d'autant plus délicate chez une personne intellectuellement déficiente présentant une symptomatologie d'allure épileptique. Un bilan soigneux et répété sur le plan neurologique doit être effectué, de même qu'une évaluation psychiatrique détaillée. Le tout s'inscrit dans le cadre d'un suivi psychopédagogique, non seulement pendant l'enfance mais également à l'âge adulte.

Classiquement, le concept d'hystérie était déjà décrit du temps d'Hippocrate (littéralement : *uterus migrant* chez les anciens). Il a été repris de manière plus cartésienne par Charcot et Freud. Cette symptomatologie a sans doute diminué au profit de somatisations douloureuses (plutôt que motrices) dans nos sociétés occidentales. Comme évoqué plus haut, on a tendance à la considérer actuellement comme un trouble dissociatif. Il faut toutefois noter qu'à défaut d'autres signes psychotiques productifs, elle peut entrer dans le cadre d'une structure de la personnalité et ne pas répondre du tout à des neuroleptiques. Certains chercheurs maintiennent l'importance d'un substrat neurobiologique, la rattachant également aux troubles dépressifs et anxieux (sérotonine, noradrénaline d'une part, GABA – un neurotransmetteur stabilisant curieusement à la fois l'anxiété et l'épilepsie – d'autre part). Cette interface entre la neurologie et la psychiatrie, qui s'exprime de manière singulière selon les contextes socioculturels, est pour le moins passionnante.

Rappelons encore que « l'amygdale cérébrale est considérée comme un élément central du puzzle des structures impliquées dans la gestion émotionnelle » (Gil, 2003 [53]). Le couple amygdale–hippocampe, essentiel dans les structures mnésiques d'acquisition, est fréquemment le point de départ d'épilepsies partielles complexes qui peuvent mimer des troubles du comportement.

L'association de troubles hystériques à des phénomènes épileptiques rend l'évaluation et la prise en charge d'une personne délicates. L'on sait en effet qu'un tiers des crises comitiales peuvent être mêlées à des crises dites « fonctionnelles ». Par ailleurs, certains événements comitiaux ont une expression électroencéphalographique faible, transitoire ou absente ; un examen normal, même prolongé (de vingt-quatre heures, nocturne, par télémétrie ou sous vidéo) n'exclut pas nécessairement une épilepsie sous-jacente.

Une réponse au traitement peut être elle-même ambiguë, plusieurs antiépileptiques ayant également des vertus thymostabilisatrices. Différentes sortes de crises (partielles, généralisées, pseudo-crises) peuvent donc coexister chez la même personne, ce d'autant qu'elle présente parfois des signes psychiatriques (trouble panique, dépression, traits psychotiques) ainsi que les stigmates d'un retard mental.

Les éducateur(trice)s, enseignant(e)s ainsi que les médecins (neurologues, psychiatres) sont donc souvent confrontés à des réalités ambiguës et complexes où l'observation clinique est tout aussi importante que les examens technologiques.

Le triple diagnostic permet de sérier les problèmes :

- déficits neurologiques ;
- souffrance psychiatrique ;
- désinsertion psychosociale.

Bien entendu, on n'oubliera pas la dimension éthique ; « les personnes déficientes intellectuelles font partie de la diversité de la condition humaine. L'enjeu éthique consiste à reconnaître leur rôle fondamental dans l'immense chaîne de solidarité qui nous réunit les uns aux autres en tant qu'êtres humains » (Lambert, 2002 [76]).

TRIPLE DIAGNOSTIC

Sylvie souffre donc d'un handicap mental moyen associé à des *signes neurologiques mous* (dits *soft signs* dans la littérature anglo-saxonne). L'anamnèse détaillée, la recherche de documents gynécologiques et pédiatriques ainsi que les examens cliniques et paracliniques n'ont pas mis en évidence d'étiologie convaincante.

C'est bien au niveau *psychiatrique* que se situe la problématique principale. Sylvie n'est pas agressive et ne s'est jamais automutilée dans le sens strict du terme. Elle est précise, voire obsessionnelle. Maintes fois, elle apporte, lors des consultations, un décompte de ses crises et une longue liste de plaintes écrites de manière scolaire. Les tentatives de soutien psychothérapeutique par plusieurs professionnels compétents ont échoué par manque d'introspection. Lors de multiples séances, Sylvie insiste sur ses maux somatiques (douleurs articulaires, rachidiennes, abdominales, gynécologiques, etc.), malgré un nombre impressionnant d'examens normaux. Elle est, entre autres, persuadée qu'elle est épileptique, déclenche des crises atypiques sur commande et fait échouer, à la moindre frustration, toute prise en charge proposée (ateliers, cours de photographie, d'art ou de cuisine) en présentant des tremblements tellement impressionnants pour son entourage qu'elle aboutit régulièrement au service des urgences de divers hôpitaux. Certains ont parlé d'un syndrome de Münchhausen. Tous les antidépresseurs, anxiolytiques et neuroleptiques introduits, même à doses homéopathiques, ont été stoppés, la patiente arguant d'effets secondaires paradoxaux, pour la plupart non décrits dans la littérature. Seul le Lamictal® semble stabiliser quelque peu ses malaises. On ne sait finalement si cette molécule stabilise une crypto-épilepsie (certains types de comitialité ont en effet une faible expression électroencéphalographique) ou agit comme stabilisateur thymique.

A priori, Sylvie semble ouverte à des propositions *pédagogiques*. Au fil des années, elle a malgré tout acquis des compétences en écriture. Son discours semble rationnel et sa mémoire est bonne. Elle s'intéresse transitoirement à la poésie, à la peinture sur soie, participe à un groupe d'entraide contre l'épilepsie mais cela, sans créer de relation interpersonnelle durable. Certains ont évoqué, dans ce contexte, un syndrome d'Asperger. D'un point de vue familial, ses parents sont dévoués. Il existe un certain antagonisme avec ses sœurs qui stigmatisent ses troubles du comportement. Elle n'a jamais subi de négligence, de maltraitance ni d'inceste. Un syndrome d'alcoolisation fœtale a été écarté, de même que toute toxicomanie. Son entourage est de la classe moyenne. Elle n'a pas de problèmes financiers particuliers et vit dans une petite ville. Malgré les inquiétudes des uns et des autres, le pari d'autonomisation de l'assistance sociale semble avoir réussi. En dépit des inquiétudes, Sylvie parvient à vivre en appartement de manière semi-indépendante, sans pour autant que sa symptomatologie, toujours floride et dévoreuse d'intervenants, ne s'éteigne.

COMMENTAIRE

Devant l'arc-en-ciel des populations handicapées, il s'agit de sortir de nos ornières respectives. Face au kaléidoscope diagnostique chez Sylvie (mais qu'est ce qu'un diagnostic, si ce n'est une boîte de symptômes et de signes coexistants chez un certain nombre de patients ?), c'est finalement un professionnel tiers, à savoir une assistante sociale, qui a osé le pari de l'autonomie.

La confiance mise dans la personne semble avoir balayé les pronostics des médecins et les craintes des éducateurs. Cette empathie, il est vrai quelque peu optimiste, a donné quelques années de bonheur à cet être attachant, mais fragile.

Malgré tout, aux dernières nouvelles, Sylvie a présenté une décompensation, cette fois-ci d'allure psychotique (paranoïa, idées délirantes, agitation, velléités d'autodestruction). Elle réside, à l'heure qu'il est, en hôpital psychiatrique. Un essai de sortie après plusieurs mois s'est très rapidement soldé par un échec.

On peut se poser aujourd'hui la question si son comportement qualifié depuis plusieurs années de « troubles de conversion » ou de « somatisations multiples chez une personne légèrement handicapée » n'était pas, de fait, une symptomatologie psychotique débutante.

19 | SCHIZOPHRÉNIE

ARNAUD

Depuis l'âge de 20 ans, alors qu'il a suivi une scolarité presque normale, Arnaud souffre de schizophrénie :

- dédoublement de la personnalité ;
- angoisses ;
- fuite des idées ;
- impression d'étrangeté ;
- épisodes délirants ;
- paranoïa ;
- hallucinations auditives.

Il reçoit successivement plusieurs neuroleptiques.

Ce jeune adulte présente depuis plusieurs années une acathisie (marche compulsive) et des mouvements périodiques nocturnes affectant ses membres inférieurs (PLMS – *periodic limb movements in sleep* –, forme morphéique du syndrome des jambes sans repos). Il se plaint d'insomnies rebelles avec des sudations extrêmement profuses. Tout récemment, Arnaud est amélioré par un traitement de Tégrétol® (carbamazépine), probablement davantage par l'effet thymostabilisateur (régulateur de l'humeur) et anticholinergique (effet secondaire provoquant, entre autres, une diminution de la sueur) de ce médicament qu'en raison de son action antiépileptique. Son anamnèse reste d'ailleurs changeante et ambiguë. À noter qu'il refuse à plusieurs reprises des investigations, en particulier un enregistrement polygraphique du sommeil.

C'est avec un courage indéniable que la mère d'Arnaud « porte à bout de bras » son enfant unique. Le jeune homme refuse actuellement toute prise en charge psychiatrique, arguant qu'il n'est pas malade.

La mère d'Arnaud demande effectivement l'intervention d'un(e) éducateur(trice) pour l'aider dans sa tâche.

PISTES

Les psychoses relèvent naturellement de la psychiatrie puisqu'elles sont avant tout un trouble du comportement. Néanmoins, la psychiatrie biologique et les neurosciences tendent à se rapprocher et à se compléter. Certaines données récentes sont fort intéressantes.

Une dysfonction de la dopamine, notamment dans les aires préfrontales (les noyaux gris, d'où ce neurotransmetteur est issu, donnent des projections vers les parties antérieures du cerveau) semble prévaloir dans l'hémisphère droit.

Sur le plan génétique, l'on était déjà intrigué par une concordance entre jumeaux et une prévalence significative dans certaines familles. Une mutation du gène de la catécholamine–transférase (en relation avec la noradrénaline, un autre neurotransmetteur) jouerait un rôle dans cette affection, bien que les maladies psychiatriques graves aient vraisemblablement une base polygénique.

Par ailleurs, à l'instar des troubles bipolaires (maniaco-dépressifs), la schizophrénie serait, entre autres, caractérisée par un nombre plus faible de gènes responsables de la production de myéline (gaine des nerfs).

L'on distingue la schizophrénie infantile de la schizophrénie classique du jeune adulte. Curieusement, la prévalence de ce type de psychose semble baisser en début d'adolescence. Cette distinction bimodale (en deux phases), ainsi que l'affectation plus sévère du QI dans la forme infantile font penser qu'il s'agit de maladies distinctes l'une de l'autre.

Rappelons la nette prévalence masculine de la schizophrénie (de 1,7 : 1 à 2,7 hommes pour une femme, selon les études) et sa comorbidité occasionnelle avec la maladie de Gilles de la Tourette (tics multiples avec vocalisations). Cette dernière est également en relation avec la dopamine. Elle est beaucoup plus fréquente chez les jeunes gens.

Selon Malafosse (2007) [85], « le facteur de risque en ligne directe est multiplié par 10 pour la schizophrénie et par 14 pour le trouble bipolaire. (...) Toutefois, s'appuyer sur des connaissances générales pour essayer de répondre aux attentes des familles peut s'avérer contre-productif. Préciser le risque susmentionné, tout en l'incluant dans la structure familiale et tout en tenant compte des comorbidités chez les collatéraux est, en fait, indispensable pour donner une information et un conseil pertinents. Bien qu'à plusieurs titres, la génétique soit la sœur jumelle de la psychiatrie (...), elle présente des spécificités, au premier rang desquelles, des questionnements d'ordre éthique ». Et le chercheur de conclure, « à ce titre, il est indispensable de mener dès maintenant une réflexion sur l'utilisation que la société entend faire des connaissances biologiques dans un domaine qui touche aux fonctions les plus élevées de l'être humain ».

Ainsi, indépendamment des structures neurogénétiques propres au patient schizophrène, insistons sur le fait que le vécu et la relation ont une importance absolument capitale. « Dans le quotidien, c'est la danse interactionnelle qui décide de la plupart de nos décisions–actions. (...) En fait, ce que nous appelons nos comportements résulte d'un jeu subtil de microrégulations, de coordinations d'actions au sein du groupe auquel nous appartenons. » (Gaillard, 1999 [50])

TRIPLE DIAGNOSTIC

La case *neurologique* est presque vide chez Arnaud. Si ce n'est que sa schizophrénie est vraisemblablement l'expression frontale d'une dysfonction dopaminergique. Elle répond d'ailleurs aux neuroleptiques. Les mécanismes intimes, en particulier génétiques, de cette affection sont encore mal connus. De plus, cette personne a des troubles neurovégétatifs (avec des problèmes majeurs de sudation nocturne), ainsi que des mouvements involontaires des membres inférieurs pendant la nuit. Ce syndrome est apparenté aux impatiences vespérales communément connues sont les termes d'*anxietas tibiarum*, de jambes sans repos ou plus récemment de *« restless legs »*. Pour ce syndrome, le traitement de première intention est la L-dopa ou des dopaminergiques, lesquels sont contre-indiqués chez Arnaud, du fait qu'ils décompenseraient sa psychose. La carbamazépine semble être chez lui un compromis acceptable, non pas dans l'indication d'hypothétiques crises comitiales morphéiques, mais en raison de ses effets thymostabilisateurs, légèrement sédatifs et régulateurs du système neurovégétatif.

Le substrat biochimique et génétique de la schizophrénie n'enlève rien au fait qu'il s'agit avant tout d'un trouble important du comportement, à savoir d'une maladie *psychiatrique*. Les théories psychanalytiques visant à faire croire que sa cause réside dans la relation mère–enfant sont cependant désuètes et doivent être abandonnées. Une fois la béquille pharmacologique la plus adéquate possible mise en place (elle est taillée sur mesure pour chaque patient), un soutien psychothérapeutique au long cours est indispensable. La souffrance est souvent grande, le suivi difficile, les arrêts thérapeutiques fréquents, les passages à l'acte et les décompensations parfois redoutables et les suicides non rares. On ne peut que valoriser les compétences des psychiatres en charge de ces patients, sachant qu'à l'heure actuelle, la schizophrénie se traite de manière efficace mais qu'elle ne se guérit pas.

Il est bon que les étudiants en *pédagogie spécialisée* soient au courant de ce qu'est une psychose typique majeure. Certes, le tableau ci-dessus n'est pas celui d'une personne *a priori* déficiente intellectuelle. À défaut d'un entourage familial (notamment lorsque les parents âgés viennent à disparaître) ou d'une structure hospitalière *ad hoc*, il n'est toutefois pas exceptionnel de voir ce type de patient hébergé en institution pour personnes handicapées. Par ailleurs, certains signes psychotiques sont des comorbidités du retard mental : épisodes maniformes, hallucinations, bouffées délirantes, dépersonnalisation.

Bien qu'elle ait souvent, dans ce contexte singulier de déficience intellectuelle, une expression différente, cette symptomatologie doit être reconnue, au moins par analogie aux psychoses classiques. À noter enfin, que ces personnes souffrant de troubles schizophréniques sous médication lourde, développent parfois au long cours des troubles cognitifs qui les font ressembler, à l'âge prégériatrique, à certains patients déficients. Citons encore JP. Gaillard (1999) [50] : « Je suis convaincu que la seule manière efficace de travailler pour un psychanalyste en institution, passe par une collaboration étroite avec les équipes éducatives concernées et par l'acceptation d'une très large délégation auprès d'elles de l'action psychothérapeutique. »

COMMENTAIRE

Voilà un chapitre dévolu à l'immense et passionnant domaine de la psychiatrie, laquelle, il faut bien le constater, emprunte de plus en plus à la psychopharmacologie que l'on peut également nommer neuropharmacologie. Leurs champs d'action semblent *a priori* différents, les neurologues jetant davantage leur dévolu sur les lésions et les psychiatres sur les troubles anxieux, phobiques, maniaques, dépressifs, psychotiques, etc. En fait, si ces disciplines ne faisaient qu'un, avant la césure majeure engendrée lors de l'avènement de la psychanalyse, elles se rejoignent aujourd'hui, via les apports des neurosciences. Un psychiatre ignorant les neurotransmetteurs et leurs corollaires pharmacothérapeutiques est aux confins d'un déni préjudiciable pour le patient. Un neurologue écartant l'impact du vécu, de la famille, de la société et qui réduirait l'esprit humain à des circuits neuronaux ne voit la personne que par le bout étriqué d'une lorgnette.

L'un complète l'autre. Tous deux apportent leur contribution en un puzzle indissociable auquel participent généticiens, neurobiologistes, psychologues, chercheurs en laboratoires et professionnels du terrain à condition qu'ils agissent de concert et que leurs pensées restent ancrées sur un axe éthique fort.

Quant aux éducateurs et psychopédagogues, ils sont de même en contact étroit avec la souffrance psychique. Plus fréquemment que d'autres, les personnes déficientes intellectuelles présentent une sémiologie psychiatrique, laquelle est parfois classique, mais le plus souvent amalgamée au handicap de base. Des recherches spécifiques sont nécessaires, avec ou sans les laboratoires pharmaceutiques qui, il faut bien le dire, rechignent quelque peu devant l'ampleur de la tâche, la multiplicité des syndromes et leurs facettes en grande partie méconnues.

20 | MALADIES MUSCULAIRES

CLAIRE-LISE

De nature réservée, Claire-Lise est une bonne élève et désire devenir infirmière. Âgée de 17 ans, elle présente toutefois des difficultés articulatoires lorsqu'elle parle de façon prolongée, à tel point qu'elle évite de s'exprimer en public pendant plus de deux à trois minutes. De manière générale, elle est vite fatigable. Son professeur, intrigué par cette symptomatologie et ne pensant pas qu'il s'agisse d'un trouble panique, lui conseille de s'adresser à un spécialiste.

L'examen neurologique est presque normal, à part une discrète hypotonie (flaccidité) du visage et une certaine faiblesse à la fermeture des yeux et de la bouche. Les autres nerfs crâniens, y compris ceux de l'oculomotricité, sont normaux. Il en est de même des voies longues (membres supérieurs et inférieurs).

Lors d'une épreuve de lecture à haute voix pendant plus de quarante-cinq secondes, la phonation de Claire-Lise devient effectivement nasonnée, l'élocution difficile. Une parésie bilatérale progressive des muscles la rend peu à peu inintelligible. Après quelques minutes de repos, la jeune fille récupère totalement.

L'électromyogramme (EMG) est sans particularité, hors un épuisement moteur qui va en s'accentuant lors de stimulations répétitives dans le territoire du nerf facial. Dans le sang, l'on trouve des anticorps anti-récepteurs à l'acétylcholine. Un scanner thoracique exclut un thymome. Le test à la néostigmine (Prostigmine®, médicament d'action rapide favorisant la transmission neuromusculaire), effectué lors de cette symptomatologie à l'effort, fait disparaître le handicap en quelques secondes mais de manière transitoire.

Cette jeune fille souffre d'une *myasthénie*. Elle bénéficie d'un immunosuppresseur oral (azathioprine : Imurel®/Imurek®) associé à de la pyridostigmine (Mestinon®) plusieurs fois par jour. Elle devient asymptomatique, poursuit ses études, passe ses examens et devient infirmière. Sans la démarche éclairée de son enseignant, Claire-Lise n'aurait probablement pas continué sa formation. À moyen terme, le problème du traitement médicamenteux se posera pendant une éventuelle grossesse.

PISTES

Hors de rares maladies mitochondriales (les mitochondries sont des petites structures à l'intérieur des cellules) affectant à la fois le cerveau et la chaîne respiratoire des muscles, la plupart des maladies musculaires, neuromusculaires (jonctions entre le nerf et le muscle) ou de la corne antérieure dans la moelle épinière n'ont aucune implication directe sur les facultés d'apprentissage. Pour preuve, de nombreuses personnes atteintes de poliomyélite ou de myopathie ont un développement cérébral normal, voire des performances étonnantes.

Parfois présente *a minima* en début d'évolution, la faiblesse motrice peut toutefois devenir un handicap important. Nous montrons ici la problématique d'une myasthénie grave en phase initiale, affection heureusement traitable.

La myasthénie est une maladie auto-immune qui affecte la plaque neuromusculaire. Elle évolue par poussées. Sa fréquence est deux fois plus grande chez la femme. Des facteurs endocriniens jouent sans doute un rôle, notamment pendant la puberté et la grossesse. L'on doit également rechercher, dans le diagnostic différentiel, une dysfonction des glandes thyroïdes et parathyroïdes (Beekman *et al.*, 2002 [7]). Le déficit est parfois absent au repos.

Une ptôse oculaire (abaissement de la paupière), une diplopie (vision double), des difficultés de prononciation, une faiblesse du cou et des membres peuvent apparaître à l'effort, de même qu'une détresse respiratoire parfois dramatique (crise myasthénique).

L'on trouve chez 15 % de ces personnes une tumeur bénigne du thymus (glande derrière le sternum) dite thymome et, chez 95 % d'entre elles, des anticorps contre la plaque motrice. Le traitement comprend une éventuelle intervention chirurgicale thoracique, des dérivés de la cortisone, des suppresseurs de l'immunité et des médicaments favorisant l'acétylcholine (neurotransmetteur de la jonction neuromusculaire, pyridostigmine [Mestinon®]).

Souvent, la situation est malheureusement différente pour d'autres myopathies et les maladies de la corne antérieure de la moelle épinière. Il s'agit d'affections redoutables touchant les fonctions motrices non seulement des membres, mais parfois aussi de la nuque, du visage, de la déglutition et de la respiration. Malgré d'importantes avancées génétiques, les traitements étiologiques sont, pour l'instant encore, pratiquement absents.

TRIPLE DIAGNOSTIC

La myasthénie est *a priori* une maladie purement *neurologique*, de type périphérique. Claire-Lise est une personne intelligente qui évolue dans un milieu équilibré. Elle répond bien au traitement, mais l'on doit rester vigilant car les décompensations myasthéniques ne sont pas exceptionnelles.

Avant ce diagnostic, Claire-Lise avait un handicap moteur, surtout marqué au niveau de sa parole, ce qui était très gênant en public. Cet état, ainsi qu'une fatigabilité musculaire généralement accrue, l'avait rendu introvertie, anxieuse, peu sûre d'elle-même. Une de ses collègues lui avait suggéré de consulter un *psychiatre*, ce qui n'a plus été nécessaire dès l'introduction des molécules permettant une transmission neuromusculaire adéquate.

Hors la myasthénie, qui est une affection traitable mais malgré tout rare, les myopathies sont, pour nombre d'entre elles, des maladies génétiques d'évolution chronique. Certaines situations demandent des soins institutionnels. Il n'est ainsi pas rare de voir des patients myopathes dans des *structures pédagogiques* spécialisées. On est particulièrement attentif au fait que ces personnes n'ont presque jamais de handicap intellectuel, hors certaines myotonies (Steinert) ou myopathies mitochondriales. Dans la pratique, elles sont parfois hébergées dans des institutions inadaptées à leur niveau cognitif.

COMMENTAIRE

Ce type de maladies fait partie d'une spécialité très pointue. Toutefois certaines situations, comme celle évoquée ci-dessus, peuvent, à l'instar d'absences épileptiques ou de migraines, *mettre la puce à l'oreille* d'un enseignant qui transmet ses observations aux collatéraux, voire au médecin.

Hors précisément la myasthénie et certaines myopathies inflammatoires, endocriniennes, médicamenteuses ou toxiques, on reste pour l'instant limité dans le traitement étiologique de ce type de maladies souvent héréditaires. Ce que nous pouvons apporter est donc essentiellement symptomatique. La kinésithérapie doit être proposée avec prudence. Il n'y a en effet pas lieu d'entraîner avec force la musculature restante, ce qui surcharge les fibres déjà malades. Le sport ou les massages vigoureux chez une personne atteinte de myotonie peuvent multiplier par dix ou cent ses CPK (créatine-phosphokinase) (enzymes musculaires dans le sang), témoins d'une destruction cellulaire aiguë. Des fangos rendent ces patients encore davantage hypotones.

Par contre, la prévention d'une scoliose, la mobilisation prudente pour éviter des escarres, la kinésithérapie respiratoire, la verticalisation afin de maintenir un tonus vasculaire adéquat, l'ergothérapie dont le but est de stimuler, tant que faire se peut, l'habileté manuelle et les gestes fonctionnels, de même que l'adaptation des orthèses et moyens augmentatifs sont des actes importants.

D'autres professionnels sont confrontés à des personnes myopathes ou polyhandicapées ayant besoin de gestes spécifiques, de nature infirmière (transferts, respirateur, désencombrement bronchique, prévention d'escarres, etc.). On sait que les éducateurs spécialisés passent une partie significative de leur temps (39 % selon Petitpierre-Jost, 2001 [100]) à prodiguer des soins. C'est une des raisons pour lesquelles ils doivent recevoir une formation *ad hoc* et/ou être secondés, le cas échéant, par un service infirmier.

21 TRISOMIE, ALZHEIMER ET PARKINSONISME

MICHEL

Âgé de 54 ans, Michel, personne trisomique vivant en institution, présente un changement progressif de son comportement. Le personnel éducatif signale chez lui :

- un désintérêt croissant pour les activités d'atelier ;
- un ralentissement dans ses tâches quotidiennes ;
- une tendance à la marche à petits pas ;
- des épisodes d'incontinence urinaire inhabituelle ;
- un raccourcissement du sommeil ;
- des déambulations nocturnes ;
- une irritabilité accrue.

À l'examen clinique, l'on est en face d'une personne de petite taille avec une discrète microcéphalie, un cou court, des épaules tombantes, une surcharge pondérale, un QI autrefois évalué à 60.

Par ailleurs, l'on observe un tremblement de repos lent, intermittent, latéralisé à droite. Son tonus musculaire est en roue dentée et son faciès inexpressif. Il a une tendance au piétinement et des mouvements alternés ralentis. On procède au retrait progressif des neuroleptiques (il a reçu du Clopixol® puis du Deanxit®).

Enfin, le clinicien remarque la présence d'un réflexe de succion, de mouvements stéréotypés et d'une désorientation. Alors que cette personne était plutôt bavarde il y a cinq ans, son langage s'est nettement appauvri.

Son entourage note une éventuelle symptomatologie dépressive sous-jacente. Le milieu de vie de Michel est réaménagé.

PISTES

Un parkinsonisme médicamenteux peut apparaître secondairement à la prise de neuroleptiques trop fréquemment distribués à des personnes âgées ou handicapées, ce d'autant qu'une réévaluation périodique des indications et des doses n'est pas effectuée. Il faut aussi tenir compte des modifications sociales, du poids corporel et des fonctions hépatiques (foie) et rénales. La reconnaissance de ces signes parkinsoniens est capitale du fait qu'ils sont potentiellement réversibles.

Dans nos sociétés occidentales, le vieillissement de la population est une réalité indubitable. La prévalence des personnes handicapées mentales adultes dépasse celle des enfants, tant leur longévité s'est accrue grâce aux conditions de vie et aux soins prodigués (Galli-Carminati, 2004 [51]).

Les différentes démences (dont celle, la plus commune, dite d'Alzheimer) font donc partie quotidienne de notre société, compte tenu de leur fréquence et du coût social qu'elles impliquent.

L'on assiste, vraisemblablement pour des raisons génétiques, (surexpression du chromosome 21, bien que l'Alzheimer ait une origine polygénique probable) à une démentification précoce, statistiquement significative, chez les personnes trisomiques. Sa pénétrance clinique est toutefois très variable.

Cette thématique demande des connaissances, une stratégie, des soins de type gériatrique et des structures spécifiques.

L'effet des traitements symptomatiques comme le donépézil (Aricept®) est controversé chez la personne trisomique. Il est considéré comme « possible » par Prasher *et al.* (2002) [103], « nul d'un point de vue cognitif et modéré sur le langage » par

Johnson *et al.* (2003) [66] et comme « significatif » par l'équipe de Lott (2002) [83]. Une autre substance, la mémantine (Ebixa® ou Axura®), est à l'étude (Gauthier *et al.*, 2005 [52]), notamment pour le comportement, qu'elle soit employée seule ou en association avec le donépézil (Tariot *et al.*, 2004 [117]).

Ainsi, l'éducateur(trice) a, une fois de plus, le rôle de « filtre » (Bourquin et Lambert, 1998 [14]) et de guide dans la compréhension et le suivi longitudinal de la personne handicapée vieillissante.

TRIPLE DIAGNOSTIC

La « charge » *neurologique* est considérable chez Michel :

- trisomie ;
- parkinsonisme médicamenteux ;
- Alzheimer précoce.

L'identification des problèmes permet au moins de soulager le second d'entre eux, à savoir les effets secondaires des neuroleptiques classiques pour lesquels il n'y avait aucune justification rémanente. La rigidité en roue dentée, le tremblement de repos ainsi que les troubles de la concentration ont presque disparu avec le retrait du Deanxit® qui contient du flupentixol (Fluenxol®). Quant à l'Alzheimer présénile, il est d'un pronostic réservé. Comme nous l'avons mentionné plus haut, certains médicaments symptomatiques contre ce type de maladies commencent également à être utilisés chez les personnes trisomiques (Kondoh *et al.*, 2005 [71]). Il faut néanmoins souligner le fait que toutes ne développent pas un syndrome démentiel clinique.

Le diagnostic de démence d'Alzheimer commence par une anamnèse soignée auprès du patient et de ses collatéraux, tout en tenant compte du contexte de déficience, ce qui ne va pas toujours de soi. Si la situation semble suspecte, un bilan neuropsychologique et une évaluation psychiatrique sont effectués *lege artis*.

La confirmation clinique est avant tout médicale, à savoir neurologique, puisqu'il s'agit d'une pathologie somatique du système nerveux central. Un statut détaillé est pratiqué, à la recherche de signes

- pyramidaux (dégénérescence corticospinale ?) ;
- choréiques (Huntington ?) ;
- hypertensifs intracrâniens (hydrocéphalie, tumeur médiane ?) ;
- cordonnaux postérieurs (syndrome neuroanémique ?) ;
- extrapyramidaux (Parkinson, Lewy ?) ;
- pseudo-bulbaires et oculomoteurs (paralysie supranucléaire ?) ;
- alcooliques (Korsakoff ?) ;
- post-traumatiques (hématome sous-dural chronique ?) ;
- myocloniques (Creutzfeldt-Jakob ?) ;
- sensoriels, aphasiques, etc.

On exclut par ailleurs un état confusionnel, des épisodes d'état de mal épileptique partiel, une amnésie globale transitoire, un petit débit sanguin cérébral (sténose carotidienne bilatérale, insuffisance vertébrobasilaire, brady-arythmie cardiaque).

Les réflexes archaïques, en particulier un *grasping*, un phénomène d'aimantation ou de rétropulsion, un réflexe palmo-mentonnier ou de succion sont systématiquement recherchés. On est attentif à la triade d'Adams (troubles mnésiques, sphinctériens, rétropulsion à la marche) dans le cadre d'une hydrocéphalie à basse pression.

Une prise de sang est demandée : vitesse de sédimentation (vasculite ?), TSH (hypothyroïdie ?), dosage du calcium (hypercalcémie ?), de la vitamine B_{12} et de l'acide folique, des anticorps contre les tréponèmes d'une luès tertiaire, voire contre le VIH. Par la même occasion, on fait une formule sanguine complète ainsi qu'un bilan des facteurs de risque vasculaires (glucose, hémoglobine glycosylée, paramètres lipidiques, acide urique et facteurs d'hypercoagulation).

Une neuro-imagerie cérébrale nous paraît également le plus souvent indiquée (résonance magnétique plutôt que scanner) à la recherche d'un processus hypophysaire, d'une maladie de Binswanger (lacunes confluentes, le plus souvent d'origine hypertensive ou diabétique) et d'ictus « silencieux ». Par la même occasion, on évalue la trophicité corticale et sous-corticale.

Le terme d'Alzheimer nous semble à l'heure actuelle galvaudé, car ce type de maladie dégénérative ne constitue qu'environ 60 % des démences. Elle est elle-même divisée en plusieurs sous-diagnostics. Par ailleurs, les composantes vasculaires reprennent actuellement de l'importance dans notre compréhension de leurs mécanismes physiopathologiques ; elles relèvent alors de mesures prophylactiques concrètes.

En aucun cas ce diagnostic doit être un oreiller de paresse, ce d'autant qu'il est encore plus compliqué chez les personnes déficientes intellectuelles.

Bien qu'ayant un substrat neuropathologique tout à fait clair (plaques neurofibrillaires, corpuscules de Lewy, atrophie cérébrale, dysfonction de la choline), la maladie d'Alzheimer occupe nombre de services *psychogériatriques*. Ceux-ci prennent les patients en charge pour le diagnostic (qui peut être posé en ambulatoire), mais surtout pour des situations où prédominent des troubles du comportement (fugues secondaires à la désorientation, agitation, insomnies rebelles, etc.). Compte tenu de leur longévité biologique supérieure à celle des hommes, de nombreuses femmes affectées par cette maladie dégénérative peuplent les maisons de retraite. Il s'agit d'un problème à la fois médical et socioéconomique de première importance.

Toutes proportions gardées, cette problématique est partagée, de manière de plus en plus fréquente, par le monde *socioéducatif*. Le dépistage premier d'une démence, la collaboration avec l'équipe médicale puis la prise en charge journalière de ces personnes requièrent, de la part des éducateurs spécialisés, des compétences nouvelles. D'où la nécessité d'une formation permanente qui adapte les personnels à ces changements épidémiologiques.

On est loin du temps où les psychopédagogues n'évoluaient que dans le monde pédiatrique. De manière générale, la pyramide des âges s'est modifiée ; elle ressemble à l'heure actuelle à une poire. Du fait de cette « alzheimérisation » précoce des personnes trisomiques, de la longévité des groupes en situation de handicap et d'autres facteurs sociologiques, la population institutionnalisée vit une évolution majeure. Les objectifs, ateliers, soins et structures architecturales doivent se métamorphoser en fonction d'exigences nouvelles.

COMMENTAIRE

À l'évidence, une démence de type Alzheimer est une maladie biologique, dont l'expression principale est cognitive et comportementale. Il s'agit là, de fait, d'une problématique neuropsychiatrique.

De nombreux établissements pour personnes intellectuellement déficientes ont commencé une réflexion à propos du vieillissement. Des unités naissent avec des personnels particulièrement attentifs aux besoins gériatriques. Certains éducateurs suivent des formations *ad hoc*, font des stages dans des unités hospitalières spécialisées. Ils sont sensibilisés à la polypathologie intriquée avec une démence :

– douleurs arthrosiques ;
– cataracte ;
– insuffisance cardiaque ;
– constipation ;
– troubles sphinctériens ;
– aphasie ;
– syndrome anxiodépressif ;
– désorientation ;
– fausses reconnaissances ;
– exagération des traits de la personnalité ;
– perte d'autonomie ;
– agitation nocturne, etc.

Cela concerne non seulement les personnes trisomiques mais nombre d'autres patients handicapés vieillissants. Identifier une démence (nous lui préférons d'ailleurs l'ancienne terminologie « syndrome psycho-organique ») permet un ajustement relationnel, la mise sur pied de kinésithérapie préventive (qui est différente pour un syndrome corticobasal spastique ou pour le parkinsonnisme d'un syndrome de Lewy). Cela évite l'écueil de stimulations excessives et donne l'occasion d'adapter la nourriture (texture en fonction du statut dentaire et des réflexes de déglutition), des médicaments et des activités occupationnelles.

On modifie également l'environnement (chaises roulantes, tintebins, rehausseurs de WC, poignées, baignoires avec sièges, cigognes, lits électriques). On veille tout spécialement à la dignité des personnes âgées :

– se lever (selon l'adage : « le fauteuil est votre pire ennemi »... petite phrase qu'il faut d'ailleurs prendre de manière circonstanciée) ;
– s'habiller ;
– aller chez le coiffeur, la manucure, etc.

La prise en charge est empathique, l'environnement chaleureux. Une réorganisation des horaires nous semble également importante.

« Notre société devient de plus en plus normative. Pour beaucoup, il faut dormir huit heures, quitte à forcer le sommeil grâce à des somnifères. Dans l'ensemble, l'univers feutré des institutions peut avoir un effet pervers. La vie réglée des tournus infirmiers, les exigences du service obligent la majorité des pensionnaires à une mise au lit précoce, souvent étrangère aux habitudes individuelles. L'*extinction des feux*, aux relents militaires, a pour corollaire une régression souvent quasi-enfantine devant la mère-infirmière, l'éducatrice ou la veilleuse qui, face à une pseudo-insomnie, proposera rapidement un somnifère pour avoir le sentiment de couver une colonie de *bien-dormants. La petite pilule qui ne fait pas de mal*, prise lors d'une hospitalisation ou lors d'une mise en institution, va devenir rapidement une habitude, une douce dépendance dont le patient aura, par la suite, les plus grandes difficultés à se défaire. Combien de personnels n'ont-ils cédé, pour leur propre quiétude lors des veilles, à la tentation de distribuer le *cachet du propre en ordre* ? Une lampe de chevet, un magazine ou, mieux encore, une relation thérapeutique auraient pu souvent éviter cette situation. » (Dessibourg, 1994 [35])

Par ailleurs, les professionnels connaissant le mieux les personnes déficientes trisomiques dans leur devenir quotidien sont, de toute évidence, les éducateurs spécialisés.

Que l'une de ces professions reste dans sa tour d'ivoire est à notre avis une erreur profonde. Confondre une démentification avec la déficience, occulter une cause traitable de la dégradation intellectuelle (déficit en vitamine B_{12}, hypothyroïdie, maladie vasculaire, hématome sous-dural, etc.), ne pas traiter une dépression (endogène associée), ne pas adapter le cadre de vie et les activités de la personne trisomique à sa nouvelle condition confine, à notre avis, à une forme de maltraitance passive. Le mot peut sembler fort à certains. Nous osons l'affirmer.

22 | BÉGAIEMENT

CORINNE

Selon sa mère, Corinne a souffert d'un manque d'oxygène à la naissance. Gauchère, l'enfant a un retard modéré dans l'acquisition du langage ainsi qu'un développement psychomoteur subnormal caractérisé par des difficultés diffuses à la coordination rapide. De manière étonnante, elle suit néanmoins l'école primaire sans redoublement de classe.

Par la suite, Corinne fréquente pendant trois ans un collège privé puis une institution pour personnes bègues où de nombreuses séances d'orthophonie sont pratiquées. Elle entre dans un centre spécialisé où elle acquiert une formation de couturière. Dès sa majorité, elle est employée en entreprise, dans le cadre d'un programme pour personnes handicapées, comme commissionnaire à plein temps. Petit à petit toutefois, les tâches qu'elle effectue sont, pour une majorité d'entre elles, remplacées par l'ordinateur et en particulier l'Intranet. À l'âge de 50 ans, lors d'une restructuration, elle est licenciée.

Cliniquement, Corinne présente un bégaiement important, à la fois tonique et clonique, dont la distinction classique n'est pas toujours évidente. Il est accompagné de dyskinésies (mouvements anormaux) et ponctué d'écholalies (répétitions en écho).

Compte tenu de cet handicap majeur de la parole, on n'a pas trouvé chez elle d'aphasie motrice (manque du mot), ni de troubles de la compréhension verbale. Par ailleurs, sa motricité fine est ralentie, sans latéralisation vraie, mais avec des éléments dystoniques (troubles du tonus) des deux membres supérieurs. Sa mémoire est excellente. Corinne intervient parfois dans des conversations pour donner des chiffres, des lieux, le nom de personnages historiques, de manière ciblée et adéquate. Son écriture est toutefois lente, très scolaire. Ses initiatives restent rares.

Le moindre stress augmente sa symptomatologie langagière et provoque des signes neurovégétatifs (par exemple une sudation excessive, des tremblements d'attitude des deux mains). Elle n'exprime pas d'idées dépressives ou psychotiques.

Depuis sa *retraite anticipée*, Corinne vit plus ou moins recluse à domicile. Elle lit beaucoup, *navigue sur l'Internet* mais ne semble guère souffrir de sa situation.

PISTES

Bien qu'elle puisse être découverte dans le tronc cérébral de certaines personnes dysarthriques (ayant des difficultés articulatoires), une lésion n'est généralement pas trouvée dans le bégaiement. Il en est de même dans d'autres dysrythmies (troubles du rythme) d'élocution tels le bredouillement et le bafouillement. Pour ces problématiques, certains chercheurs incriminent une latéralisation hémisphérique émoussée ou un trouble d'intégration corticale lors des potentiels évoqués tardifs (Penolazzi, 2006 [98]).

Des études chez des adultes cérébrolésés (avec des lésions cérébrales acquises au cours de la vie) n'ont toutefois pas permis de conclure à une dysfonction cérébrale prédominant *systématiquement* à droite ou à gauche. De leur côté, Casanova *et al.* (2005) [24] ont investigué par IRM à haute résolution un collectif de 16 personnes bègues de sexe masculin et les ont comparées à un groupe témoin. Cinq d'entre elles avaient des anomalies extrapyramidales et limbiques uni- ou bilatérales significatives.

L'on sait toutefois qu'une transmission héréditaire autosomale (chromosomes non sexuels) est probable dans le bégaiement ; les généticiens admettent une concordance de 77 % pour les vrais jumeaux (monozygotes) et de 32 % pour les faux jumeaux (dizygotes : issus d'ovules différents). Les garçons sont atteints trois fois plus souvent que les filles. Une dysfonction de la dopamine semble être présente, le halopéridol (Haldol®) peut diminuer l'intensité des symptômes et ce, malheureusement au prix d'une sédation délétère pour l'apprentissage et d'éventuels signes extrapyramidaux aigus (torticolis spasmodique) ou chroniques (parkinsonisme).

Il n'est pas rare que le bégaiement soit accompagné de comorbidités. On peut en effet spontanément trouver, de façon concomitante, des signes dystoniques (par exemple bucco-linguo-faciaux), des troubles de la programmation préfrontale et des tics.

Le stress (qui fait sécréter des corticoïdes et de la noradrénaline), de même que l'environnement socioprofessionnel et familial jouent un rôle significatif dans le bégaiement. Dans ce cadre, des stratégies de réadaptation comportementale peuvent avoir une efficacité appréciable. Une synthèse de ces problèmes a été publiée par Karrass *et al.* en 2006 [68]. Les personnes bègues bénéficient généralement d'une prise en charge logopédique spécifique.

Notons enfin que certains de ces syndromes dysrythmiques verbaux peuvent disparaître de manière spontanée.

TRIPLE DIAGNOSTIC

Le bégaiement n'est pas un des signes *neurologiques* typiques d'un manque d'oxygène à la naissance. Chez Corinne, les discrets troubles dystoniques (dus à une dysfonction des noyaux perfusés par des artérioles pénétrantes, en profondeur du cerveau) pourraient mieux répondre à cette hypothèse. Il faut relever que cette personne a une tante décédée à l'adolescence et ayant souffert d'une importante déficience intellectuelle (dont le diagnostic resta inconnu, compte tenu du fait que des investigations ne furent pas effectuées à l'époque). Ainsi, chez notre patiente bègue, on penche davantage pour une origine syndromique, vraisemblablement génétique.

D'un point de vue *psychiatrique*, il est difficile de dire si cet handicap majeur de la communication a conduit, dans un contexte familial extrêmement protecteur et fusionnel, à une phobie sociale chronique ou s'il fait partie d'un syndrome autistique de haut niveau, de type Asperger. De manière intéressante, « la phobie sociale touche (à des degrés divers) une personne sur sept au cours de son existence. (...) Ses comorbidités (états dépressifs, abus d'alcool, troubles sexuels et autres troubles anxieux) sont plutôt la règle que l'exception. (...) On sait, à partir d'observations chez des jumeaux, qu'elle est transmise, dans 30 à 50 % des cas, par voie génétique » (Berghändler *et al.*, 2007 [9]). Le traitement repose sur les antidépresseurs, parfois sur les benzodiazépines (comme le Témesta® ou le Lexomil®/lexotanil®) pour une période limitée et sur les bêta-bloquants (Avlocadil®, Inderal®) dans la lutte contre les signes neurovégétatifs (tremblement de stress, sudation excessive). La thérapie cognitivo-comportementale joue également un rôle important.

Des tentatives *psychopédagogiques* ont bien entendu été proposées lorsque Corinne était enfant et adolescente. Elles furent davantage centrées sur son bégaiement (orthophonie) que sur le développement de ses compétences sociales. L'histoire récente de l'entreprise, dans laquelle elle a travaillé vingt ans durant, est le reflet d'une intolérance accrue vis-à-vis des personnes souffrant d'un handicap. Alors qu'une certaine bonhomie y régnait il y a quelques années, la course à la productivité alliée à l'informatisation galopante ont sacrifié l'insertion de Corinne sur l'autel de nouvelles normes tout droit issues des hautes écoles de management. Cela, en gardant bonne conscience, les instances étatiques versant désormais une rente à Corinne. Elle a rejoint la cohorte des personnes stigmatisées par leurs déficits, alors qu'elle gagnait jusqu'ici sa vie de façon certes modeste, mais avec la satisfaction d'avoir une fonction, des horaires, des relations professionnelles et un salaire. Un atelier protégé pour personnes souffrant de déficience intellectuelle a été refusé par Corinne et sa mère qui vivent dès lors dans une symbiose et une solitude accrues.

COMMENTAIRE

Si le bégaiement peut être une pathologie bénigne transitoire durant le développement du langage, il est parfois un handicap majeur dans la socialisation d'une personne et mène, le cas échéant, à des comportements d'exclusion et à une véritable phobie sociale. Divers types de bégaiements peuvent être associés ou non à des signes neuropsychologiques, être potentialisés par le stress environnant, voire par des soutiens inadéquats. Une prise en charge orthophonique est parfois efficace. Elle est souvent complétée par des pratiques de relaxation ou de sophrologie.

Les neurosciences font des recherches mais n'ont, ici encore, pas de *pilule miracle,* si ce n'est pour alléger des comorbidités (troubles anxieux, dépressif ; spasticité).

Malgré la nature médicale du problème, c'est bien le réseau des orthophonistes, maîtres spécialisés, psychologues et travailleurs sociaux qui reste actuellement en première ligne.

23 MALFORMATIONS ET TROUBLES DU LANGAGE

JEANNE

Cette jeune fille, dont la gestation se serait déroulée sans problèmes particuliers, a présenté des convulsions néonatales qui n'ont pas justifié de médication. Elle est gauchère et suit des classes primaires normales. Jeanne bénéficie toutefois de leçons supplémentaires en psychomotricité.

Elle subit pendant son adolescence une plastie (reconstruction) pour micrognatie (mâchoire trop petite). Cette intervention, jugée *esthétique* par les assurances, est à la charge des parents. De plus, Jeanne signale l'excision de plusieurs lipomes (tumeurs graisseuses bénignes). Enfin, son dentiste lui aurait parlé d'un curieux déficit d'émail dentaire.

Jeanne rencontre depuis plusieurs années des difficultés dans l'apprentissage des langues et a dû redoubler une classe. Ses parents l'ont mise dans un lycée privé, mais elle s'achemine vers un nouvel échec. Elle-même aimerait bien entreprendre une formation d'éducatrice de la petite enfance, mais sa mère insiste pour qu'elle poursuive ses études classiques. La situation semble être dans une impasse.

À l'examen neurologique, Jeanne est une jeune fille élancée qui montre des troubles mineurs de la coordination mais surtout un discret hémisyndrome avec un ralentissement des mouvements fins et une hyperréflexie brachiocrurale droite. Elle a un palais ogival, une certaine dysarthrie, un manque du mot. La résonance magnétique met en évidence une vaste *lissencéphalie fronto-temporale gauche*.

De toute évidence, il s'agit là d'une malformation génétique, associée aux troubles dysmorphiques sus-décrits. Cela explique ses problèmes de langage, sa malhabilité à droite et, rétrospectivement, ses convulsions néonatales. Ses parents admettent que l'orientation vers des études universitaires est trop ambitieuse et se rallient à l'idée d'un recyclage professionnel avec l'aide d'une psychologue.

En outre, la jeune fille est déclarée à l'assurance invalidité qui l'aidera d'un point de vue financier dans cette reconversion et remboursera l'intégralité des frais opératoires concernant sa malformation mandibulaire d'origine congénitale.

PISTES

Certains syndromes génétiques et/ou malformations cérébrales donnent des signes neurologiques évidents, d'autres sont plus discrets, à tel point que leur existence peut être longtemps méconnue, surtout quand l'information entre les différents corps de métiers reste parcellaire, voire inexistante.

Une réévaluation périodique de l'ensemble des données est nécessaire. L'emploi de techniques modernes d'imagerie permet de mettre en évidence des malformations telles une dysgénésie corticale (pouvant aboutir à un « double cortex »), une microgyrie (sillons trop fins), une pachygyrie (trop épais), une lissencéphalie (pas de circonvolutions), une porencéphalie (cavité) ou l'agénésie partielle (non développement) d'une structure cérébrale.

Des anomalies faciales ou dentaires ainsi que d'autres malformations du corps peuvent être associées à ces troubles de la croissance du crâne ou du cerveau.

La localisation d'une lésion permet d'expliquer certains symptômes cliniques et d'orienter la personne en fonction de ses difficultés. Là encore, éducateur(trice)s, psychologues, psychomotricien(ne)s et médecins doivent décloisonner leurs propres champs d'activité.

Des techniques dynamiques comme la TEP (tomographie par émission de protons) et plus récemment l'IRMf (imagerie par résonance magnétique fonctionnelle) permettant de visualiser le *fonctionnement* des différentes aires cérébrales, orienteront et assisteront de mieux en mieux, en association avec des bilans neuropsychologiques, les prises en charge psychopédagogiques.

Quelques mots encore à propos du système langagier qui est au cœur de l'expérience humaine. Tout en amont, l'initiation du langage se situe dans les aires préfrontales. Une pathologie de ces dernières peut, par exemple, induire une apraxie bucco-linguo-faciale (commande et synergies bouche–langue–face défectueuses). On distingue classiquement l'aire de Wernicke (sensitive) et l'aire de Broca (motrice) comme zones principales du langage. Leurs lésions provoquent diverses aphasies. En aval, la prononciation (dysarthrie en cas de dysfonctionnement) siège dans le tronc cérébral. Enfin, les pathologies impliquant la mécanique ventilatoire, peuvent mener à une dysphonie.

Sans relation directe avec une topographie cérébrale spécifique, il faut mentionner, dans les processus d'apprentissage, une manière de « langage interne » (par opposition à la communication externe), sorte de répétiteur ou de « chuchotage ». Il s'agit, en d'autres termes, d'un amplificateur et d'une boucle de rétroaction renforçant l'information que l'on s'approprie peu à peu dans nos réseaux neuronaux selon nos schémas propres. Rappelons ici l'adage de Piaget, « apprendre c'est réinventer ».

TRIPLE DIAGNOSTIC

23 Malgré des convulsions néonatales sans suites apparentes, des discrets troubles psychomoteurs et des signes dysmorphiques à la fois dentaires, cutanés et faciaux, Jeanne n'a pas eu d'investigations *neurologiques* avant l'âge de 18 ans. L'examen clinique met particulièrement en évidence un hémisyndrome droit et des troubles du langage. La résonance magnétique montre une vaste malformation de l'encéphale. Son centre de la parole s'est vraisemblablement développé, dès le stade embryonnaire, dans la partie droite de son cerveau (au lieu du lobe temporal gauche chez une droitière). Jeanne est bien entendu gauchère, mais a, de manière générale, des troubles de la latéralisation (repères gauche–droite). Certaines malformations de ce type peuvent être le point de départ d'épilepsies partielles pharmaco-résistantes, susceptibles d'être traitées par la neurochirurgie, ce qui n'est pas le cas chez cette patiente. Il n'y a pas de traitement étiologique, mais les implications assécurologiques et psychopédagogiques sont significatives, comme on le voit ci-dessous.

D'un point de vue *psychique*, peu de problèmes chez cette jeune personne, si ce n'est qu'elle a été soulagée par le fait que l'on a pu enfin cerner la cause objective de ses difficultés. La visualisation de sa lésion cérébrale a éteint le conflit larvé mais persistant qu'elle avait avec ses parents, lesquels ne cessaient d'évoquer chez Jeanne un manque d'application dans son apprentissage des langues.

Les corrélations *pédagogiques* comprennent avant tout une réorientation de sa formation et une modération dans les buts à atteindre. L'orthophonie est introduite à la fois pour ses difficultés articulatoires (palais en ogive, petite mâchoire inférieure) et pour renforcer ses structures langagières existantes. Les professeurs de sport saisissent mieux le pourquoi de ses modestes performances. La kinési(physio)thérapeute s'inspire, dans sa rééducation sensori-motrice, de la méthode Bobath. Compte tenu du fait que l'ensemble de ces troubles neurologiques et malformatifs (y compris cutanés et dentaires) est d'origine congénitale (ce qui se comprend, le système nerveux et le système cutané venant du même feuillet embryonnaire), la prise en charge financière par les assurances sociales est beaucoup plus favorable.

COMMENTAIRE

De toute évidence, la non-reconnaissance de sa malformation cérébrale était injuste pour Jeanne, tant au niveau des assurances que sur le plan de sa formation professionnelle. Malgré plusieurs signes dysmorphiques, notamment faciaux, une vue d'ensemble n'était jamais survenue. Le dentiste, l'ORL, la psychomotricienne, le dermatologue et les enseignants travaillaient chacun dans leur spécialité respective. La situation pédagogique était dans une impasse, sans que ses parents et professeurs n'aient compris, en dépit de ces indices, les difficultés langagières sur lesquelles Jeanne butait, malgré elle.

Des séances d'orthophonie n'ont pas été nécessaires et la patiente n'a pas désiré reprendre un traitement de psychomotricité. En revanche, elle a bénéficié d'un mentor qui l'a suivie et soutenue dans sa formation d'éducatrice de la petite enfance.

Comme chez Kevin (dyslexie symptomatique d'une malformation temporale, *cf.* chapitre 2) ou chez Lucette (troubles de la latéralisation dus à une absence de corps calleux, *cf.* chapitre 26), les difficultés neuropsychologiques d'une personne handicapée justifient des examens complémentaires et une synthèse neuro-psychopédagogique, surtout si l'on est confronté à des pistes cliniques tels une épilepsie, des signes dysmorphiques ainsi que des déficits moteurs ou sensoriels.

24 ADHÉSION ET RELATION THÉRAPEUTIQUES

DORA ET LORIC

DORA

Décrite comme très timide, Dora, d'origine étrangère, présente des difficultés scolaires attribuées dans un premier temps à ses problèmes d'intégration socioculturelle. Ses enseignants remarquent qu'elle est souvent « dans la lune ». À 8 ans, l'on diagnostique un Petit Mal avec de nombreuses décharges de type « trois cycles par seconde » à l'électroencéphalogramme (EEG). Dora reçoit un traitement anticomitial qui fait disparaître ses brusques troubles du contact.

Toutefois, à l'âge de 15 ans, alors que des investigations psychologiques notent un QI global à 68, son état semble s'aggraver. Elle se plaint d'une augmentation de ses absences. L'on ajuste les doses puis l'on passe à une bithérapie (valproate + éthosuximide – Dépakine® + Zarontin®). Curieusement, ses EEG restent pathologiques.

Malgré plusieurs bilans sanguins normaux dans les antécédents, le dernier dosage montre un taux quasi nul de valproate. Lors de discussions prolongées, Dora affirme qu'elle prend ses pilules consciencieusement. L'on insiste alors auprès de ses parents et de ses éducateurs pour qu'ils la surveillent. Quelques jours plus tard, l'hôpital téléphone, Dora y a été admise pour intoxication médicamenteuse !

Elle avoue enfin qu'elle n'a pris, jusqu'ici, les doses prescrites que de manière occasionnelle (par exemple 48 heures avant une prise de sang). Dès l'instant où elle a été étroitement surveillée, ses anticomitiaux qui avaient été augmentés, compte tenu des apparents échecs thérapeutiques, se sont avérés trop forts. Après réajustement, Dora devient asymptomatique sur le plan épileptologique. Elle finit un apprentissage en milieu protégé tout en bénéficiant d'un suivi psychothérapeutique.

LORIC

Loric, 29 ans, aide-magasinier, a eu une scolarité difficile. Dès la troisième année d'école primaire il suit une école spécialisée. Il a un retard mental avec un QI total à 50, un QI verbal à 45 et un QI performances à 56. Son examen physique est normal. Loric refuse toute investigation neuroradiologique. Il est anosognosique (ne se rend pas compte de son état) et dénie toute problématique psychique ou épileptologique, malgré la survenue d'une à trois crises Grand Mal (tonicocloniques généralisées) chaque année.

Sa mère, avec laquelle il vit une relation symbiotique, est inquiète. L'électroencéphalogramme de Loric montre plusieurs décharges comitiales généralisées. Sa famille et le médecin essaient de le persuader de prendre un médicament.

Avec la complexification des tâches à son travail (gestion des stocks par ordinateur), Loric entre en conflit grave avec son employeur. Plusieurs hospitalisations successives surviennent alors pour des traumatismes importants lors d'événements violents (comportements-défis) :

– fracture ouverte de l'avant-bras droit avec rupture du triceps contre une porte ;

– commotion auto-induite, etc.

Les taux sériques de lamotrigine (Lamictal®) sont effondrés lors d'admissions successives. L'on conclut à un équivalent automutilatoire. Une reconversion professionnelle est demandée en urgence. La situation s'amende, Loric prend enfin son traitement, ne semble plus avoir de crise mais refuse toujours toute prise en charge psychiatrique.

PISTES

De manière générale, l'on sait que 30 % des médicaments prescrits ne sont pas du tout consommés et que 30 % d'entre eux sont pris de façon erronée. Cette situation est d'autant plus préoccupante lorsqu'il s'agit de traitements préventifs sans bénéfices immédiats (hypertension artérielle, élévation des lipides sanguins), lorsqu'un événement morbide est aléatoire (poussées de sclérose en plaques, crises épileptiques) ou quand des difficultés de compréhension entrent en jeux (enfant, personne handicapée, psychotique, âgée). Le rôle des *co-thérapeutes* – famille, éducateur(trice)s – est alors capital.

Par ailleurs, des erreurs ponctuelles de la part des éducateurs, des infirmiers, des parents, des médecins eux-mêmes ou des pharmaciens peuvent également survenir. Des sevrages brusques, des interactions entre les différents médicaments jouent parfois un rôle. L'association avec des drogues ou de l'alcool ainsi que l'apparition d'allergies ou d'une intolérance individuelle, due au fait que chaque individu a son propre *équipement enzymatique*, sont monnaie courante.

Généralement, l'on essaie de donner des monothérapies (un seul remède) aux doses minimales efficaces. Certains patients sont cependant partiellement *pharmaco-résistants* (ne répondent que peu ou pas du tout à un médicament). Tous n'absorbent pas ou ne métabolisent pas de la même manière telle ou telle molécule, sans parler des récepteurs cellulaires qui diffèrent d'une personne à l'autre. Pourtant, l'on connaît les cinétiques d'absorption (profil des vitesses) et les demi-vies des médicaments, lesquelles varient en fonction des performances rénales et hépatiques. Ces dernières changent bien évidemment avec l'âge, ce qui nécessite de nouveaux ajustements et une surveillance des paramètres sanguins.

L'on parle fréquemment de *compliance* médicamenteuse et d'*observance* thérapeutique (notions actuellement considérées comme paternalistes). Plus récemment, l'on a introduit le concept d'*adhésion* (*adherence* en anglais) de la personne à son traitement ; il s'agit d'une décision individuelle du patient, cas échéant par procuration, après des explications et une compréhension éclairée. Une fois encore, la relation thérapeutique prend ici tout son sens.

Ainsi, tout traitement (médicamenteux ou non) nécessite une participation active des divers partenaires qui deviennent tous acteurs de santé.

TRIPLE DIAGNOSTIC

Dora souffre donc, dans le cadre d'une déficience intellectuelle modérée, d'une épilepsie Petit Mal en principe facile à traiter. Bien que la comitialité de Loric soit d'un type différent (Grand Mal), elle répond également aux médicaments. Chez ces deux personnes, dont on ne sait précisément la cause du handicap (Dora a eu quelques investigations, Loric les a refusées), le traitement *neurologique* est théoriquement aisé d'un point de vue symptomatique.

Les difficultés résident dans l'attitude *psychique* de ces patients. Pour tout un chacun et en particulier pour des personnes en situation de handicap, anticiper d'hypothétiques crises est parfois difficile. La crainte d'effets secondaires peut également intervenir. Pourtant, ni Dora, ni Loric n'en éprouvent, aux doses thérapeutiques. Leurs maladies respectives ont été expliquées avec des mots simples, de même que la nécessité de prises scrupuleuses. Leur niveau général de compréhension semble suffisant pour que l'information passe de manière satisfaisante et leurs parents sont bien entendus d'accord avec ces démarches. Malgré tout, leur adhésion thérapeutique est aléatoire et conduit à des impasses. Il en est de même pour une psychothérapie de soutien qui est périodiquement éludée par Dora, alors qu'elle est écartée avec force et conviction par Loric.

Ce type de situation n'est pas rare, tant pour les médecins que pour les *pédagogues*, surtout en ce qui concerne les personnes déficientes intellectuelles en ambulatoire. Néanmoins, en sus d'indispensables relations de confiance, des piluliers, la prise de molécules « retard » (à longue durée d'action), une surveillance régulière mais discrète par l'entourage, des renforcements positifs, la tenue d'un carnet de crises, la visualisation sur DVD ou vidéo de l'une d'entre elles, une coordination parfaite médecin–famille–éducateur ainsi que maints autres petits « trucs » permettent, la plupart du temps, de trouver une solution adéquate.

COMMENTAIRE

On est ici surtout dans l'action. Le diagnostic épileptologique est en l'occurrence relativement aisé. Sa confirmation et le choix du médicament sont le fait du médecin. Faire comprendre la situation et la nécessité de prendre régulièrement un anticomitial, lors d'une consultation prolongée, en termes compréhensibles et en présence des parents est une chose. L'application des mesures thérapeutiques est parfois un tout autre problème.

Certaines longues et coûteuses études comparant des substances actives entre elles montrent des différences d'efficacité de l'ordre de 5 à 10 %. Sur le terrain, ce que nous pouvons faire, ici et maintenant, dans un esprit de confiance réciproque et avec notre arsenal antiépileptique qui n'est pas négligeable, c'est améliorer l'adhésion thérapeutique, laquelle change la donne, dans un ordre de 30, voire 60 % et ce, grâce à une motivation de la personne et à un suivi clinique scrupuleux. Les dérives sont multiples :

– associations médicamenteuses incompatibles (la pénicilline et ses dérivés, rappelons-le, baissent le seuil épileptogène) ;

– alcool (un puissant fournisseur de crises) ;

– manque de sommeil.

– sous-dosages :

- oublis (ce qui est humain lors d'un traitement au long cours),
- négligences (arrêt à la fin d'une boîte : « je croyais que j'étais guéri »),
- soi-disant alternatives homéopathiques ;

– sur-dosages : un exemple tout récent est celui d'une jeune fille handicapée et épileptique chez laquelle 3 × 100 mg de phénytoïne (Di-Hydan®) donnait des taux sanguins un peu faibles. On augmente prudemment les doses à 350 mg/j. La patiente se retrouve à l'hôpital avec un taux plasmatique toxique, près de deux fois supérieur à la norme. En fait, après enquête, la mère, pourtant très collaborante et à laquelle on avait notifié méticuleusement la modification, avait doublé les comprimés (600 mg/j) !

Expliquer, motiver, surveiller, réexpliquer est un travail presque quotidien, fastidieux mais souvent valorisant, fait par tout un réseau. Force est de constater que, si les éducateurs spécialisés se muent souvent en thérapeutes (contribution au diagnostic, aide au traitement, soins de nature infirmière), les médecins consacrent également une partie significative de leur temps à une approche pédagogique de leur patient.

25 TROUBLE AUTISTIQUE ET ÉPILEPSIE

ÉVA

Née à terme d'une fratrie de trois, avec un poids à la naissance de 2690 g et sans antécédents péri- ou néonataux, Éva présente un retard moteur infantile. Elle s'assied à l'âge de 15 mois, fait ses premiers pas à 25 mois et a un retard dans l'apparition du langage. Elle se montre peu active, anxieuse et n'accepte les interactions avec les adultes qu'avec sa mère. Elle reste peu intéressée par les nouveaux objets et met sans cesse ses mains devant les yeux. Un bilan neuropédiatrique ne montre pas de troubles chromosomiques, de signes malformatifs, de problèmes métaboliques ni de latéralisation neurologique.

À l'âge de 4 ans, elle ignore les autres enfants, a des activités stéréotypées, des *rituels*. Ses aptitudes linguistiques sont très pauvres, ponctuées d'écholalies. Son niveau de développement mental se situe entre 2 et 2 ans et demi, sa motricité équivaut à celle d'un enfant de 3 ans. Le diagnostic d'autisme est posé.

Éva suit des classes spéciales. Elle bénéficie d'orthophonie, de psychomotricité et d'un suivi psychopédagogique. Sa mère, qui n'a pas d'activités professionnelles, consulte nombre de guérisseurs et fait appel à des *médecines parallèles*.

Alors que la situation s'est progressivement améliorée au cours des années, Éva présente à l'âge de 12 ans d'étranges épisodes de lâchages des membres inférieurs lors d'émotions (elle adore les matchs de football). Elle affectionne également les pièces de théâtre ainsi que d'autres manifestations culturelles au cours desquelles elle ressent toutefois ces malaises. Ceux-ci ne semblent pas avoir de caractère hypotensif (chute de la pression sanguine).

Malgré l'absence de narcolepsie (endormissements incoercibles) typique, l'on pense à des pertes subites du tonus musculaire (cataplexie) ; la maladie de Gélineau, un trouble du système éveil–sommeil, associe parfois ces symptômes de manière inhomogène. Les examens ne confirment pas cette hypothèse.

Par contre, plusieurs électroencéphalogrammes mettent en évidence des décharges généralisées de pointes-ondes. Éva fait une allergie au valproate ; sous oxcarbazépine (Trileptal®), cette probable épilepsie atonique s'améliore nettement. D'autres traitements anticomitiaux sont jugés moins efficaces ou déclenchent des effets secondaires significatifs.

PISTES

L'autisme et l'épilepsie comportent des analogies. Ils sont par ailleurs souvent associés. L'un et l'autre demeurent encore à l'heure actuelle, pour une majorité des cas, sans causes précises connues. L'on parle parfois d'*autisme pur* de Kanner et d'*épilepsie essentielle* (ou « cryptogénétique » ou encore « idiopathique »). Les médecins, tels ceux que Molière a mis en scène de manière truculente, empruntent alors aux langues anciennes des mots obscurs pour cacher leur ignorance… Toutefois, la recherche progresse. En ce qui concerne l'autisme, on découvre chez environ 25 % des personnes concernées, une comorbidité (dont on ne sait au juste le rapport causal avec les troubles envahissants du développement) :

– Xfragile ;

– hydrocéphalie interne ;

– hypsarythmie (une épilepsie grave de la petite enfance associée à un retard mental) ;

– phénylcétonurie (accumulation d'une substance toxique due à un manque enzymatique) ;

– rubéole congénitale ;

– sclérose tubéreuse de Bourneville, etc.

Par ailleurs, en l'absence de ces pathologies, l'on a découvert plusieurs gênes de susceptibilité à l'autisme, en particulier sur les chromosomes 2, 7, 15 et X. L'on a également décrit des anomalies structurelles en neuropathologie et fonctionnelles en IRMf ou au PET (tomographie par émission de protons), ainsi que des dysfonctionnements sélectifs aux potentiels évoqués.

Il en est de même pour l'épilepsie. Classiquement, l'on trouve une étiologie claire à la comitialité (dite alors « secondaire ») dans 30 % des situations (malformation, dysgénésie, cicatrice, kyste, hémorragie, lésion traumatique, troubles métaboliques ou infectieux). Ce pourcentage augmente au fur et à mesure de l'affinement des techniques. *Par ailleurs*, la génétique elle-même a découvert pour certaines épilepsies, autrefois qualifiées de « primaires », un dysfonctionnement congénital des canaux ioniques (ouvertures par lesquelles entrent et sortent les sels sanguins tels le sodium, le calcium). Pour certains types comitiaux, une composante familiale est connue de longue date mais la cause réelle est le plus souvent non mendeléienne (le moine Mendel a découvert les premières lois simples de l'hérédité). Elle est polygénique (complexe, sur plusieurs gènes) avec un abaissement plurifactoriel du seuil épileptogène (instabilité membranaire, rôle du thalamus ?).

L'épilepsie elle-même est associée en tant que comorbidité aux syndromes du spectre autistique. Classiquement, l'on admettait qu'une personne sur quatre, atteinte de ces troubles, présente également une comitialité. Il faut distinguer les anomalies électriques des crises cliniques, les événements tonicocloniques des absences, les épilepsies partielles complexes des *crises comportementales* (*behavioural fits*, Fohlen *et al.*, 2004 [47]). Toujours est-il que Hughes et Melyn (2005) [64] ont trouvé, dans un groupe d'adolescents autistes, 75 % d'EEG anormaux, 48 % d'entre eux ayant des crises cliniques. Lewine et *al.* (1999) [81] ont pour leur part détecté, dans un collectif de 50 personnes ayant un trouble autistique, 68 % d'EEG pathologiques et 82 % d'anomalies à la magnéto-encéphalographie (MEG).

À l'heure actuelle, 70 % des épilepsies répondent aux traitements médicamenteux, 30 % sont *pharmaco-résistantes*. Dans leur collectif de 214 patients handicapés mentaux, Kelly *et al.* (2004) [69] ont noté que 45 % d'entre eux ont vu la cessation complète de leurs crises, 55 % étant améliorés de manière significative. Rappelons que le phénomène de mort subite (sans intoxication) est multiplié par un facteur trois chez des personnes jeunes ayant un retard mental associé à une épilepsie par rapport à une population générale ayant une comitialité isolée (Nashef *et al.*, 2005 [96]), d'où l'importance toute particulière d'un traitement et d'un suivi méticuleux dans ces collectifs.

Ainsi l'épilepsie a-t-elle été jusqu'ici sous-estimée dans l'autisme, surtout en ce qui concerne les crises non convulsives. Il en est de même pour le syndrome d'Angelman où 90 % des patients présentent cette comorbidité. La répétition des examens, la précision d'appareils avec 128 électrodes (Michel *et al.*, 2004 [92]), les enregistrements de longue durée, ceux effectués pendant le sommeil avec une caméra infrarouge synchronisée à l'EEG, des épreuves de sensibilisation, des techniques de télémétrie à domicile ainsi que la magnéto-encéphalographie augmentent sensiblement le nombre de crises détectées. Il en est de même grâce à l'instruction du personnel infirmier ou éducatif, des parents, etc. Les facilités que donnent les caméras et, tout dernièrement, les téléphones portables avec leurs programmes vidéo, augmentent les chances de pérenniser et d'analyser *a posteriori* des malaises atypiques.

Tout cela est d'importance, car des crises atypiques d'allure mineure ainsi qu'une activité comitiale infraclinique (sans manifestation apparente) peuvent elles-mêmes jouer un rôle dans l'organisation des synapses, dans l'évolution d'une encéphalopathie (maladie cérébrale), dans la concentration, l'acquisition des connaissances et le psychisme des personnes autistes.

TRIPLE DIAGNOSTIC

Cliniquement, Éva présente les caractéristiques d'un trouble envahissant du développement. Elle a, par la suite, développé une épilepsie atonique qui répond en grande partie au traitement. Les anticomitiaux suppriment la plupart des chutes et stabilisent son humeur, voire certains troubles du comportement mais n'influencent guère les rituels, le retard mental et l'interaction limitée avec ses pairs. Aucune étiologie syndromique ni autre comorbidité *neurologique* n'est mise en évidence.

L'on a évoqué des troubles paniques lors des manifestations publiques auxquelles elle a assisté. Ce diagnostic *psychiatrique* est abandonné aux vues de l'EEG et de la réponse aux anticomitiaux.

L'évolution *psychopédagogique* chez cette jeune fille est malgré tout réjouissante. Elle a suivi une école spéciale, travaille avec satisfaction dans un atelier protégé, a une certaine autonomie, prend part à la rédaction du journal de son institution et montre du plaisir à voir des spectacles. Les interactions avec sa famille, ses éducateurs et ses copains (étymologiquement ceux avec lesquels on partage le pain) se sont enrichies au cours des années grâce à des stimulations plurielles mais également grâce à sa plasticité cérébrale.

COMMENTAIRE

Faire le diagnostic phénoménologique d'autisme, en l'occurrence, décrire le comportement, le langage, les capacités cognitives, l'affect, etc. sont bien entendu essentiels.

Cela n'est toutefois, à notre sens, pas suffisant. Comme on le voit chez Lucette (*cf.* chapitre 26), on doit toujours, cliniquement, rechercher une comorbidité à savoir : l'autisme de cette personne est-il associé à un autre syndrome ? De manière très concrète, l'*épilepsie* est un objectif de choix, puisqu'on sait que trois quarts de ces patients ont des EEG anormaux et qu'une grande majorité des crises répondent à des anticomitiaux. Ces derniers sont parmi les médicaments à visée centrale les mieux supportés chez les personnes intellectuellement déficientes. On peut parfois observer, par la même occasion, une amélioration appréciable des phobies et des composantes maniaco-dépressives. Certaines automutilations sont également minorées.

Cela ne change, pour l'instant, malheureusement pas le handicap de base. Toujours est-il qu'il faut être très pragmatique et qu'une concertation entre les professionnels reste de la plus haute importance, que ce soit pour essayer de comprendre les tenants et aboutissants d'un syndrome autistique, ses comorbidités, l'action du traitement pharmacologique mais aussi les compétences du sujet, la richesse de sa personnalité et ses potentialités adaptatives.

À ce propos, nous avons récemment vu un enfant autiste non épileptique qui présentait des épisodes de rage destructrice (que l'on nomme, selon les écoles, comportements-défis, passages à l'acte ou événements clastiques). La fabrication, avec le concours de cette personne, d'une poupée martyre, lui a permis d'exprimer ses angoisses et ses pulsions sur cet objet fétiche au lieu de détruire du matériel (radio, portable, TV), dans ce cas particulier, sans aucune médication, mais dans le cadre d'une thérapie cognitivo-comportementale et d'une prise en charge psychopédagogique.

26 ABSENCE DU CORPS CALLEUX

LUCETTE

Aucune malformation n'est à relever dans l'anamnèse familiale de Lucette. À noter toutefois que sa mère a eu trois fausses couches au premier trimestre. Lors de la naissance, l'on constate chez ce bébé un hypertélorisme (yeux trop écartés). Son développement psychomoteur est caractérisé par une spasticité croissante des deux membres inférieurs.

L'enfant est vive, s'intéresse aux jeux et aux objets qu'elle manipule avec une certaine adresse. Lucette a toutefois un retard mental et suit des classes spéciales. Une tendance marquée à la flexion des jambes et une marche persistante sur la pointe des pieds justifient des interventions orthopédiques. Par ailleurs, elle acquiert des compétences langagières en français et en italien (sa famille est bilingue).

En lisant ses documents médicaux obtenus à grand-peine, l'on constate qu'un conseil génétique a été demandé par les parents lorsqu'elle avait 6 ans. Le caryotype (carte chromosomique) de Lucette était normal. L'on avait par ailleurs, sur la base d'un scanner de la première génération, évoqué le diagnostic de « ventricules de cyclope ».

L'étude de son volumineux dossier institutionnel est intéressante. À l'âge de 10 ans, l'enseignante spécialisée, puis une psychologue notent des dysfonctions exécutives *(lobes frontaux)*. Les psychomotriciennes s'étonnent de la raideur incoercible de ses jambes (facilement explicable *a posteriori* par un *syndrome pyramidal bilatéral*, se situant à la face interne des hémisphères cérébraux ici malformés).

L'on relève des bonnes compétences visuelles *(lobes occipitaux intacts)* mais des troubles de la latéralisation *(déficit interhémisphérique)* ; Lucette a une tendance à écrire de droite à gauche. Son comportement est le plus souvent apathique (de type sous-cortical, à savoir d'énormes ventricules cérébraux – *cf supra*) ; elle est parfois impulsive, voire désinhibée *(syndrome préfrontal)*.

Treize ans plus tard, une résonance magnétique cérébrale précise le diagnostic : il s'agit d'une agénésie congénitale du corps calleux avec hydrocéphalie *ex vacuo* (par déficit de substance cérébrale), non active. La topographie des lésions *(ci-dessus entre parenthèses)* explique les déficits et le comportement de cette personne. À aucun moment, dans ce dossier de plus de deux cents pages, la consultation génétique ou les résultats du scanner et de l'IRM ne sont évoqués. À charge de tous les professionnels, il est regrettable de constater un cloisonnement entre les documents médicaux et psychopédagogiques. Les éléments neurologiques auraient pu guider, éclairer et orienter les divers intervenants.

PISTES

Le corps calleux est une formation comprenant 600 millions de fibres qui relient entre eux les hémisphères cérébraux. Il existe une malformation congénitale appelée *agénésie* (non formation) *du corps calleux* qui est caractérisée par un lobe frontal unique (holoprosencéphalie). On constate parfois une dysgénésie, à savoir une structure incomplète ou dysfonctionnelle qui peut provoquer des signes mineurs ou rester asymptomatique.

L'agénésie du corps calleux est une fusion erronée des bourgeons faciaux et cérébraux pendant le premier trimestre de la grossesse (les fibres traversent la ligne médiane dès la douzième semaine). Les fentes labiales et palatines, plus bénignes, relèvent d'un processus semblable.

Ce type de problème peut être consécutif à diverses aberrations chromosomiques (trisomie 8, 9, etc.) ou à des troubles métaboliques. Plusieurs autres gènes (7q36, SHH, etc.) sont également incriminés (Landrieu, 2001 [77]). Une fois de plus, l'on constate que les premiers espoirs des généticiens quant à une relation de cause à effet du type *un gène–une maladie* est, très souvent, bien loin de la réalité complexe de la nature.

L'aspect du massif facial dès la naissance met parfois sur la piste de certains syndromes (par exemple celui de l'*alcoolisation fœtale*). Ces informations sont précieuses pour les parents ; donner un nom à un handicap et visualiser une lésion leur permettent de mieux comprendre la situation, sans tomber dans le piège de pseudo-médecines aussi magiques qu'inutiles.

La transparence et la circulation de l'information entre tous les professionnels, la personne et sa famille sont non seulement souhaitables mais indispensables. La séparation des divers dossiers est trop souvent justifiée par des réflexes corporatistes ou l'esprit de chapelle de certains. Cela ne peut aboutir qu'à des aberrations dans une prise en charge qui doit être à la fois multiaxiale et synthétique. Les thérapeutes sont tous liés par le secret de fonction et font partie d'un seul et même réseau médico-psychopédagogique.

TRIPLE DIAGNOSTIC

La situation de Lucette est exemplaire pour illustrer une dernière fois la nécessité de mettre en phase les compétences des uns et des autres. La spasticité bilatérale des membres inférieurs chez cette patiente doit faire évoquer une dysfonction de la partie frontale interne des lobes cérébraux. La morphologie de sa face et ses troubles de la latéralisation suggèrent au *neurologue* une dysfonction de la ligne médiane. On n'est pas étonné de voir sur ces clichés neuroradiologiques des « ventricules de cyclope » qui constituent en fait une hydrocéphalie. Cette personne a des dysfonctions exécutives ainsi qu'une alternance d'inhibition–désinhibition d'origine frontale, un retard mental et des troubles de la communication de type autistique. Une épilepsie comprenant des myoclonies matinales, des crises réflexes (déclenchées par une joie soudaine) et des rares épisodes tonicocloniques généralisés traduit également sa souffrance corticale. Malgré l'absence de « pilule » guérissant Lucette et malgré l'abstention thérapeutique d'un point de vue neurochirurgical, la compréhension des facettes somatiques chez cette personne est importante pour :

– mettre un nom sur sa souffrance : ses parents en sont reconnaissants. Ils sont devenus plus sereins et ont renoncé à leurs itinéraires frustrants chez les magiciens de « thérapies » alternatives qui les abreuvaient de théories plus désolantes les unes que les autres ;

– guider l'orthopédiste et les kinési(physio)thérapeutes : il s'agit bien d'une diplégie spastique d'origine cérébrale qui induit une marche en équin, une scoliose et une tendance à la luxation des hanches ;

– introduire des traitements symptomatiques : Liorésal® ou Sirdalud®, infiltrations de Botox®, corrections orthopédiques, méthode de rééducation selon Bobath ;

– expliquer aux orthophonistes et aux pédagogues ses troubles de la parole et de la latéralisation, mais aussi comprendre et développer ses compétences visuelles moins touchées ;

– traiter la coexistence de ses trois formes d'épilepsie ;

– surveiller son hydrocéphalie (actuellement quiescente).

D'un point de vue *psychiatrique*, l'intervention est ici limitée. La jeune femme, actuellement âgée de 30 ans, n'a guère de troubles anxieux, dépressifs ou de type psychotique. Ses interactions sociales sont limitées mais elle est souriante et paraît sereine. Intéressée par les activités qu'on lui propose, elle n'a pas de conflit avec son entourage. Triple diagnostic ? Oui, quitte à ce que l'une des cases (pas toujours la même d'ailleurs) reste (heureusement !) presque vide.

Sur le plan *psychopédagogique*, Lucette n'a cessé d'évoluer dans des institutions pour enfants et jeunes adultes en situation de handicap. Deux cents pages de rapports et de questionnements répétitifs ont enfin trouvé certaines réponses. La compréhension du syndrome par les divers intervenants leur permet des actions plus ciblées. Leurs objectifs sont davantage taillés sur mesure et ils ont trouvé des motivations nouvelles.

COMMENTAIRE

De manière générale, plus une personne est handicapée, plus sa *charge* somatique, en particulier neurologique, est accentuée. Comme nous l'avons vu, poser un *diagnostic descriptif d'autisme* n'est qu'un premier pas. C'est un peu comme si l'on se contentait de termes symptomatiques tels *convulsion*, *toux* ou *fièvre*.

L'épais dossier mentionné ci-dessus avait l'air d'être bien fait, *propre en ordre*. De fait, il était éminemment lacunaire. Les éléments médicaux étaient inutilisés, obsolètes et dispersés dans divers instituts. Une synthèse manquait surtout.

Les programmes d'ergothérapie et de psychomotricité ont pu être adaptés en tenant compte de ses troubles frontaux et de ses déficits de la latéralisation. La jeune femme a pu bénéficier non seulement d'un traitement antiépileptique épuré et d'une prise en charge orthopédique différente, mais d'un regard nouveau de la part des kinésithérapeutes, des psychologues et des pédagogues eux-mêmes. Plusieurs d'entre eux se sont sentis stimulés et valorisés par ces nouveaux éclairages et ont pu eux-mêmes contribuer aux ajustements thérapeutiques. Deux autres se sont inscrits à une formation complémentaire. Force est de reconnaître que le triple diagnostic–action a permis de faire progresser Lucette mais qu'il a également remotivé l'équipe dans son ensemble en abaissant les cloisonnements professionnels des uns et des autres.

CONCLUSION

L'analyse de ces situations de vie confirme la pratique quotidienne : une approche tridimensionnelle est à notre sens incontournable.

Il s'agit tout d'abord de connaître les tenants et aboutissants biomédicaux de la personne handicapée. Le temps où la quasi-totalité des étiologies étaient opaques, où l'on attribuait immuablement les handicaps à un manque d'oxygène à la naissance, où la situation semblait figée pour toujours, où la psychiatrie était en quelque sorte déconnectée de la déficience et où les projets pédagogiques étaient établis indépendamment des substrats biologiques est révolu.

La neurologie quitte un champ purement descriptif. Les lésions qui paraissaient fixées apparaissent dynamiques grâce aux concepts des cellules souches et de la plasticité cérébrale ; les séquelles deviennent perméables à des thérapeutiques novatrices. La résonance magnétique fonctionnelle objective non seulement l'influence des traitements médicamenteux et de la réhabilitation, mais aussi l'impact des programmes psychothérapeutiques et éducationnels. La frontière entre la médecine et la pédagogie s'estompe. Nous sommes dans le même bateau.

Et pour conduire à bon port ces patients dont il a la responsabilité, l'équipage n'a qu'un choix, coordonner ses actions, tirer sur les mêmes haubans pour hisser la grande voile.

Il est bien entendu que l'océan de nos inconnaissances est vaste, certainement plus profond encore qu'il n'y paraissait. La génétique est passée par là, qui apporte dans ses soutes des trésors insoupçonnés. Elle ouvre toutefois davantage de portes qu'elle ne résout pour l'instant d'équations. Mais la situation évolue rapidement. Le génie génétique, la biologie moléculaire nous indiquent le chemin, celui d'une ère nouvelle. Ignorer leurs développements serait une erreur fondamentale non seulement pour le neurologue et le psychiatre, mais également pour le pédagogue spécialisé.

Des modèles nouveaux essaient d'appréhender la mémoire ; le système d'acquisition dans les structures limbiques est proche des voies partiellement responsables de l'affectivité, de l'humeur et de l'anxiété. L'interpénétration des réseaux neuronaux cognitifs et affectifs commence à être appréhendée.

Si la plus grande prudence est de mise, si l'on ne comprend pas encore le chef d'orchestre de cette ingénierie cérébrale, les implications concrètes sur le terrain des cliniciens commencent à être évidentes :

– traitement des épilepsies partielles ou comportementales par de nouveaux anticomitiaux ;

– régulation des circuits dopaminergiques et des troubles maniaco-dépressifs ;

– prise en charge plus adéquate de l'hyperactivité et de troubles attentionnels (THADA) jusqu'ici souvent mésestimés ;

- inhibition des endorphines dans l'automutilation ;
- infiltrations efficaces contre certaines dystonies segmentaires.

Ces implications ont également des répercussions sur :

- les mesures chirurgicales ;
  - dérivations d'hydrocéphalies,
  - plasties rachidiennes,
  - pompes contre la spasticité,
  - neurostimulateurs contre la douleur, l'épilepsie et certains mouvements anormaux,
  - interventions suprasélectives pour une épilepsie focalisée ;
- les moyens technologiques en pleine évolution ;
  - prothèses sensorielles,
  - ordinateurs adaptés aux personnes handicapées,
  - bio- et télécommandes,
  - aides vocales, etc.

S'ignorer les uns et les autres était une affaire d'écoles avec leurs caractéristiques historiques, leurs mandarins pour ne pas dire leurs gourous. Peut-être faudrait-il exorciser nos craintes mutuelles et faire fi des préjugés que nous a laissés l'histoire ? « L'interaction entre les variables personnelles, biologiques et psychologiques, et les variables environnementales, physiques et sociales, s'impose donc, quel que soit leur poids respectif. » (Petitpierre-Jost, 1994 [99]).

L'on pensait que le divorce entre la neurologie et la psychiatrie était consumé, et voilà que les psychiatres deviennent des spécialistes en pharmacologie ; des recherches originales sur les neurotransmetteurs foisonnent chez les spécialistes du comportement. Certains d'entre eux vont jusqu'à s'intéresser aux neurostimulateurs pour les troubles de l'humeur. Traiter une dépression aiguë par la seule psychanalyse confine actuellement au déni thérapeutique.

De leur côté, les neurologues ne peuvent ignorer l'implication majeure du psychisme sur le somatique, l'influence de l'environnement sur des maladies réputées lésionnelles, le rôle de la psycho-immunologie sur l'évolution de certaines maladies. La dichotomie entre une affection neurologique structurelle et une maladie psychique est morte. Il s'agit bien d'une seule et même unité fonctionnelle.

La déficience intellectuelle n'échappe pas à cette règle ; les personnes touchées par le handicap ne sont pas seulement soma et psyché, elles sont potentialités, acquisitions de compétences via un projet pédagogique, un écosystème, une trajectoire de vie.

Pour le pédagogue, ne pas prendre en compte les paramètres biologiques et le contexte psychique serait une grave lacune. De son côté, le médecin occultant l'évolution pédagogique et sociale est dans un manquement tout aussi néfaste. Son action ne se limite pas à une batterie de tests pédiatriques puis à des interventions ponctuelles symptomatiques. Les situations cliniques tridimensionnelles décrites dans ce recueil plaident bien pour une réévaluation séquentielle des diagnostics avec ses pairs (dans le sens très large du terme) et pour une intégration permanente des compétences.

Les sciences de l'éducation progressent. Des bilans fonctionnels tels le profil psycho-éducatif, des scores détectant précocement les troubles autistiques, etc. sont effectués. Les techniques d'acquisition des connaissances s'affinent et se spécialisent en fonction des différents handicaps. Des concepts globaux (par exemple TEACCH – *treatment and education of autistic and related communication handicapped children*) sont appliqués, en particulier dans les troubles envahissants du développement. La sociologie, l'anthropologie, la linguistique fécondent les esprits des uns et des autres. Concevoir la thérapie comme une plaquette de pilules à avaler relève de l'absurde ; les paramètres sociofamiliaux et socioculturels ont une importance indissociable des paramètres médicaux. *De facto*, les sciences humaines rejoignent les sciences dites (à tort) « dures » en un ensemble qu'elles n'auraient jamais dû quitter, celui de l'humanisme.

De manière lapidaire, cette approche par le triple diagnostic met en exergue les paramètres suivants :

– la déficience intellectuelle concerne non seulement la population enfantine mais également, compte tenu de leur longévité accrue, une majorité d'adultes. Ceux-ci demandent une réactualisation permanente des diagnostics, des techniques, des soins et du suivi éducatif ;

– bien que la véritable révolution biotechnologique soit encore devant nous, nous vivons dans tous les domaines une profonde et rapide évolution. Nos métiers respectifs ont changé. La psychopédagogie, pour spécifique qu'elle soit, s'enrichit constamment de sciences connexes allant de la sociologie à la neuropsychologie. La psychiatrie du handicap n'en est qu'à ses débuts pour établir une sémiologie différenciée et des thérapeutiques adaptées à telle ou telle symptomatologie. Une véritable neurologie de l'adulte en situation de déficience doit se développer en complément indispensable à la neuropédiatrie ;

– pour l'instant, le meilleur moyen de fonctionner avec les outils mis à notre disposition réside dans l'amélioration de notre communication interprofessionnelle. La notion médicale du colloque singulier et celle du suivi pédagogique doivent être élargies à des compétences adjacentes. Sans jamais oublier l'indispensable synthèse taillée à la mesure de la personne ;

– une réflexion éthique doit sous-tendre de manière constante notre approche. Elle est une condition *sine qua non* pour que nos technologies et nos connaissances restent au service de l'humain.

La déficience, de par sa complexité, est précisément à l'interface de nos disciplines. Il est bien évident qu'un individu ne peut maîtriser l'ensemble des neurosciences, de la psychologie et des sciences de l'éducation. Une interculturalité est toutefois plus que jamais utile et nécessaire. S'ignorer au nom d'un secret médical pour les uns et d'un secret de fonction pour les autres va au-delà d'un réflexe corporatiste : cela confine à l'erreur thérapeutique.

L'étincelle se situe sans doute à la synapse de l'empathie et des plaques tectoniques du savoir.

Partie

3

ANNEXES

MÉDICAMENTS

Liste des médicaments cités.

Nom commercial	Nom pharmacologique
Aricept®	Donépézil
Athymil® (Tolvon®)	Miansérine
Avlocadil® (Inderal®)	Propranolol
Botox®/Dysport®	Toxine botulique
Catapressan® (Catapresan®)	Clonidine
Clopixol®	Zuclopenthixol
Concerta LP®/Ritaline LP®	Méthylphénidate (retard)
Cyclacur®	Estradiol/norgestrel
Cymbalta®	Duloxétine
Deanxit®	Mélitracène + flupentixol
Dépakine®/Depakote®	Acide valproïque
Deroxat®	Paroxetine
Détrusitol®	Toltérodine
Di-Hydan®/Dilantin®	Phénytoïne
Ditropan®	Oxybutynine
Ebixa® (Axura®)	Mémantine
Effexor® (Efexor®)	Venlafaxine
Epitomax® (Topamax®)	Topiramat
Exelon®	Rivastigmine
Fluanxol®	Flupentixol
Gardénal®	Phénobarbital
Haldol®	Halopéridol
Imurel® (Imurek®)	Azathioprine
Kemadrin®	Procyclidine
Lamictal®	Lamotrigine
Laroxyl® (Saroten®)	Amitriptyline
Léponex®	Clozapine
Lexomil® (Lexotanil®)	Bromazépam
Liorésal®	Baclofène

Liste des médicaments cités. *(suite)*

Nom commercial	Nom pharmacologique
Ludiomil®	Maprotiline
Mestinon®	Pyridostigmine
Minirin®	Desmopressine
Moclamine®	Moclobémide
Modopar® (Madopar®, Orfiril®)	Lévodopa + bensérazide
Nalorex® (Naltrexin®)	Naltrexone
Norset® (Remeron®)	Mirtazapine
Nozinan®	Lévomépromazine
Orfiril®	Valproate
Prostigmine®	Néostigmine
Prozac® (Fluctine®)	Fluoxétine
Reminyl®	Galantamine
Revia®	Naltrexone
Ritaline®	Méthylphénidate
Rivotril®	Clonazépam
Seroquel®	Quetiapine
Seropram®	Citalopram
Sinemet®	Lévodopa + carbidopa
Sirdalud®	Tizanidine
Stesolid®	Diazépam
Témesta®	Lorazépam
Tégrétol®	Carbamazépine
Téralithe® (Lithiofov®)	Carbonate de lithium
Tofranil® (Ludiomil®)	Imipramine
Trileptal®	Oxcarbazépine
(Trittico®)	Trazodone
(Truxal®)	Chlorprothixène
Urbanyl®	Clobazam
Valium®	Diazépam
Zarontin® (Pétinimid®)	Éthosuximide
Zoloft®	Sertraline
Zyban® (Wellbutrin®)	Bupropion

N.-B. Entre parenthèses : noms commerciaux dans d'autres pays francophones, en particulier en Suisse (liste non exhaustive).

Certaines spécialités ne sont pas enregistrées dans tous les pays.

La tendance actuelle pour les génériques est de reprendre le nom pharmacologique suivi par le nom du laboratoire.

BIBLIOGRAPHIE

RÉFÉRENCES

[1] Arthuis M, Pimard N, Pousot G, Dulac O, Mancini J. *Neurologie pédiatrique.* Paris : Flammarion ; 1998.

[2] Aubry JM, Ferrero F. Les nouveaux stabilisateurs de l'humeur. *Schw Archiv Neurol Psychiatry* 2001 ; 152 : 1.

[3] Aubry JM, Delini-Stula A, Gervasoni N, Bryois C, Barbe R *et al.* Psychiatrie. *Rev Med Suisse* 2007 ; 3 : 161-7.

[4] Azoux-Bacrie L. (sous la dir.). *Bioéthique, bioéthiques*. Bruxelles : Bruylan ; 2003.

[5] Bakheit AM, Severa S, Cosgrove A, Morton R, Roussounis SH *et al.* Safety profile and efficacy of botulinum toxin A (Dysport®) in children with muscle spasticity. *Dev Med Child Neurol* 2001 ; 43 (5) : 347.

[6] Barrett RP. Severe behavior disorders in the mentally retarded : non drug approaches to treatment. *JASH* 1988 ; 13 (1) : 54-7.

[7] Beekman R, Tijssen CC, Visser LH, Schellens RL. Dropped head as the presenting symptom of primary hyperparathyroidism. *J Neurol* 2002 ; 249 : 1738-39.

[8] Belsito KM, Law PA, Kirk KS *et al.* Lamotrigine therapy for autistic disorder : a randomised, double-blind, placebo-controlled trial. *J Autism Dev Disord* 2001 ; 31 (2) : 175-81.

[9] Berghändler T, Stieglitz RD, Vriends N. La phobie sociale : étiologie, diagnostic et traitement. *Forum Med Suisse* 2007 ; 7 : 225-30.

[10] Berney A, Bryois C. Traitement de la manie aiguë par l'acide valproïque : étude ouverte. *Schw Archiv für Neurol and Psychiatrie* 1999 ; 150 ; 5 : 233-7.

[11] Blanc A, Stiker HJ. *Le handicap en images.* Grenobles : Érès ; 2003.

[12] Bobath B. *Adult hemiplegia : evaluation and treatment.* Londres : William Heinemann ; 1970.

[13] Boddaert N, Chabane N, Gervais H, Good C, Bourgeois M *et al.* Superior temporal sulcus anatomical abnormalities in childhood autism : a voxel-based morphometry MRI study. *Neuroimage* 2004 ; 23 (1) : 364-69.

[14] Bourquin C, Lambert JL. *Trisomie et vieillissement. Suggestions pour l'évaluation et l'intervention*. Lucerne : SZH-CSPS ; 1998.

[15] Braun MJ. *Neuropsychologie du développement.* Paris : Flammarion ; 2000.

[16] Bronisch T. Adjustment reactions : a long term prospective and retrospective follow-up of former patients in a crisis intervention ward. *Acta Psychiatr Scand* 1991 ; 84 : 93.

[17] Buitelaar JK, Van der Gaag RJ, Van der Hoeven J. Buspirone in the managdement of anxiety and irritability in children with pervasive developmental disorder : results of an open label study. *J Clin Psychiatry* 1998 ; 59(2) : 56-9.

[18] Bucher HU. Néonatalogie : Mieux vaut prévenir tôt que guérir tard. *Forum Med Suisse* 2006 ; 6 : 20-21.

[19] Calabrese JR, Bowden CL, Sachs GS, Ascher JA, Monaghan E *et al.* A double-blind placebo-controlled study of lamotrigine in outpatients with bipolar depression. *J Clin Psychiatry* 1999 ; 60 : 79-88.

[20] Campbell M, Anderson L, Meier M *et al.* A comparison of haloperidol and behavior therapy and their interaction in autistic children. *J Am Child Psychiatry* 1978 ; 17 (4) : 640-55.

[21] Campbell M, Armenteros JL, Malone RP *et al.* Neuroleptic-related dyskinesias in autistic children : a prospective, longitudinal study. *J Am Child Adolesc Psychiatry* 1997 ; 36 (6) : 835-43.

[22] Carlson MD. Recent advances in newborn screening for metabolic disorders. *Current Opinion in Neurology* 2004 ; 17 : 133-38.

[23] Casanova MF, Buxhoeveden DP, Switala AE, Roy E. Minicolumnar pathology in autism. *Neurology* 2002 ; 58 (3) : 428-32.

[24] Casanova MF, Chistensen JD, Giedd J, Rumsey JM, Garver DL *et al.* Magnetic resonance imaging study of brain asymmetries in dyslexic patients. *J Child Neurol* 2005 ; 20 (10) : 842-47.

[25] Casey DE. Metabolic issues and cardiovascular disease in patients with psychiatric disorders. *Am J Med* 2005 ; 118 (Suppl 2) : 15S-22S.

[26] Chugani C. Serotonin in autism and pediatric epilepsies. *Ment Retard Dev Disabil Res Rev* 2004 ; 10 (2) : 112-16.

[27] Cook EH, Rowlett R, Jaselskis C *et al.* Fluoxetine treatment of children and adults with autistic disorder and mental retardation. *J Am Child Adolesc Psychiatry* 1992 ; 31 (4) : 739-45.

[28] Couchesne E, Carper R, Akshoomoff N. Evidence of brain overgroth in the first year of live in autism. *JAMA* 2003 ; 290 (3) : 337-44.

[29] Coulter DL. Epilepsy and mental retardation : an overview. *Am J Ment Retard* 1993 ; 98 : S1-11.

[30] Couturier JL, Nicolson R. A retrospective assessment of citalopram in children and adolescents with pervasive developmental disorders. *J Child Adolesc Psychopharmacology* 2002 ; 12 (3) : 243-48.

[31] Cunningham Owens DG. *A guide to the extrapyramidal side effects of antipsychotic drugs.* Cambridge : Cambridge University Press ; 1999.

[32] Curtis L, Bartolomei J, Merlo CG. Le syndrome métabolique chez le patient sous traitement antipsychotique : un défi pour le psychiatre-psychothérapeute. *Schweiz Archiv Neurol Psy* 2008 ; 159 (1) : 7-15.

[33] Deb S, Joyce J. Psychiatric illness and behavioural problems in adults with learning disability and epilepsy. *Behavioural Neurology* 1999 ; 11 : 125-29.

[34] Delbello HP, Kowatch RA, Warner J, Schwiers ML, Rappaport KB. Adjunctive topiramate treatment for pediatric bipolar disorder : a retrospective chart review. *J Child Adolesc Psychopharm* 2002 ; 12 (4) : 323-30.

[35] Dessibourg CA. L'insomnie : un syndrome psychosocial ? *DIA-GM* 1994 ; 11 : 786-88.

[36] Dessibourg CA. Le personnel éducatif spécialisé : une observation privilégiée dans une équipe pluridisciplinaire. *Pédagogie spécialisée* 2004 ; 4 : 29-31.

[37] Dessibourg CA. Déficience mentale et polyhandicap : de nouveaux défis. *Archives Suisses de Neurologie* 2005 ; 156.2 : 75-77.

[38] Dessibourg CA. Autisme et neurosciences. *Rev Méd Suisse* 2006 ; 2 : 2300-05.

[39] Dessibourg CA. Le syndrome d'alcoolisation fœtale : une cause importante de déficience intellectuelle. *Pédagogie spécialisée* 2007 ; 3 : 19-22.

[40] Dessibourg CA, Lambert JL. *Traitements médicaux et personnes déficientes intellectuelles.* Genève : Médecine et Hygiène ; 2007.

[41] Di Martino A, Melis G, Cianchetti C *et al.* Methylphenidate for pervasive developmental disorders. Safety and efficacy of acute single dose test and ongoing therapy : an open-pilot study. *J Child Adolesc Psychopharmacology* 2004 ; 14 (2) : 207-18.

[42] Driver-Dunckley ED, Noble BN, Hentz JG, Evidente VG, Caviness *et al.* Gambling and increased Sexual Desire with Medications in Restless Legs Syndrome. *Clin Neuropharmacol* 2007 ; 30 (5) : 249-55.

[43] Dusart A. *Les personnes déficientes intellectuelles face à la mort.* Paris : Fondation de France ; 1998.

[44] Emerson E. Prevalence of psychiatric disorders in children and adolescents with and without intellectual disability. *Journal of Intellectual Disability Research* 2003 ; 47 : 51-58.

[45] Éthier LS. Facteurs développementaux relies au stress des mères maltraitantes. *Apprentissage et Socialisation* 1992 ; 15 : 222-36.

[46] Fatemi SH, Stary JM, Egan EA. Reduced blood levels of reelin as a vulnerability factor in pathophysiology of autistic disorders. *Cell Molecular Neurobiology* 2002 ; 22 : 139-52.

[47] Fohlen M, Bulteau C, Jalin C, Jambaque J, Delalande O. Behavioural epileptic seizures : a clinical and intracranial EEG study in 8 children with frontal lobe epilepsy. *Neuropediatrics* 2004 ; 35 (6) : 336-45.

[48] Forsgren L, Edvinsson SO, Blomquist HK, Heijbel J, Sidenvall R. Epilepsy in a population of mentally retarded children and adults. *Epilepsy Research* 1990 ; 6 : 234-5.

[49] Frazier JA, Biederman J, Tohen *et al.* A prospective open-label treatment trial of olanzapine monothérapie in children and adolescents with bipolar disorders. *J Child Adolesc Psychopharmacology* 2001 ; 11 : 239-50.

[50] Gaillard JP. *L'éducateur spécialisé, l'enfant handicapé et sa famille.* Paris : ESF ; 1999.

[51] Galli-Carminati G, Constantin N, Schaya M, Gex-Fabry M, Kummer MF *et al.* Évolution, en hôpital de jour, de 30 personnes avec retard mental et trouble psychiatrique. *Schweiz Arch Neurol Psychiatr* 2004 ; 155 : 24-34.

[52] Gauthier S, Wirth Y, Möbius HJ. Effects of memantine on behavioural symptoms in Alzheimer's disease patients : an analysis of the Neuropsychiatric Inventory (NPI) data of two randomised controlled studies. *Int J Geriatr Psychiatry* 2005 ; 20 : 459-64.

[53] Gil R. *Neuropsychologie.* 3e ed. Paris : Masson ; 2003.

[54] Gillberg IC, Gillberg C, Ahlsen G. Autistic behavior and attention deficits in tuberous sclerosis : a population-based study. *Developmental Medicine d Child Neurology* 1994 ; 36 : 50-56.

[55] Goeke J, Kassow D, May D, Kundert D. Parental opinions about facial plastic surgery for individuals with Down syndrome. *Ment Retard* 2003 ; 41 (1) : 29-34.

[56] Greenberg WM, Rosenfeld DN, Ortega EA. Adjustments disorders as an admission diagnosis. *Am J Psychiatry* 1995 ; 152 : 459-61.

[57] Gremaud G. Recherches en communication. In : Lambert JL. (sous la dir. de) *Enfants et adultes handicapés mentaux. Recherches et applications.* Cousset-Delval ; 1998.

[58] Haenggeli CA. *Toby et Lucy, deux enfants hyperactifs.* Genève et Paris : Georg ; 2002.

[59] Harris JC. *Developmental neuropsychiatry.* New York : Oxford University Press ; 1998.

[60] Head E, Lott JT. Down syndrome and beta-amyloïd deposition. *Current Opinion in Neurology* 2004 ; 17 : 95-100.

[61] Hollander E, Dolgoff-Kaspar R, Cartwright C *et al.* An open-trial of divalproex sodium in autism spectrum disorders. *J Clin Psychiatry* 2001 ; 62 (7) : 530-34.

[62] Hout AV, Estienne-Dejong F. *Les dyslexies : décrire, évaluer, expliquer, traiter.* Paris : Masson ; 1994.

[63] Hubschmid M, Aybek S, Vingerhoets F, Berney A. Trouble dissociatif : une clinique à l'interface de la neurologie et de la psychiatrie. *Rev Med Suisse* 2008 ; 4 : 412-6.

[64] Hughes JR, Meylin M. EEG and seizures in autistic children and adolescents : further finding with therapeutic implications. *Clin EEG Neuroscience* 2005 ; 31 (1) : 15-20.

[65] Jacquemont S. Fragile X-associated tremor/ataxia syndrome – FXTAS. *Archives Suisses de Neurologie et Psychiatrie.* 2006 ; 157 (8) : 384-89.

[66] Johnson N, Fahey C, Chicoine B, Chong G, Gitelman D. Effects of Donepezil on Cognitive Functioning in Down Syndrome. *Am J Mental Retard* 2003 ; 108 (6) : 367-72.

[67] Kalachnik JE, Hanzel TE, Sevenich R, Harder SR. Benzodiazepine behavioural side effects : review and implications for individuals with mental retardation. *Am J Ment Retard* 2002 ; 107 (5) : 376-410.

[68] Karrass J, Walden TA, Couture EG, Graham CG, Arnold HS. Relation of emotional reactivity and regulation to childhood stuttering. *J Commun Disord* 2006 ; 04 : 49-50.

[69] Kelly K, Stephen LJ, Brodie MJ. Pharmacological outcomes in people with mental retardation and epilepsy. *Epilepsy and Behaviour* 2004 ; 5 : 67-71.

[70] Klein G. *Frühförderung für Kinder mit psychosozialen Risiken.* Stuttgart : Kohlhammer ; 2002.

[71] Kondoh T, Amamoto N, Doi Tomoki, Hamada H, Ogawa Y *et al.* Dramatic Improvement in Down Syndrome-Associated Cognitive Impairment with Donepezil. *The Annals of Pharmacotherapy* 2005 ; (3) : 39.

[72] Kübler-Ross E, Wessler S, Avioli LV. On death and dying. *JAMA* 1972 ; 221 (2) : 174-79.

[73] Lalière C, Piret M, Scohy C, Lambert JL. *La négligence parentale. Recherche-action à l'Institut pour le développement de l'enfant et de la famille.* Fribourg : Centre universitaire de pédagogie curative ; 2004.

[74] Lambert JL. *La nouvelle tentation eugénique.* Lausanne : Sentiers ; 1997.

[75] Lambert JL. *Les déficiences intellectuelles : actualités et défis.* Fribourg : Éditions Universitaires Fribourg ; 2002.

[76] Lambert JL, Lambert-Boite F. *Éducation familiale et handicap mental.* 2e éd. Fribourg : Éditions Universitaires Fribourg ; 2002

[77] Landrieu P, Tardieu M. *Neurologie pédiatrique.* 2e éd. Paris : Masson ; 2001.

[78] Lanners R, Lambert JL. *L'intervention précoce en éducation spécialisée : bilan et perspectives.* Lucerne : CSPS/SZH ; 2002.

[79] Lantéri-Minet M. Les céphalées par abus médicamenteux (CAMs). *Pathol Biol* 2000 ; 48 : 707-14.

[80] Lapaire O, Hösli I, Tercanli S, Holzgreve W. Détermination du facteur Rhésus du fœtus dans le sang de la mère : diagnostic génétique non invasif avec conséquence pour la pratique ? *Forum Med Suisse* 2008 ; 8 : 17-18.

[81] Lewine JD, Andrews R, Chez M, Patil AA, Dewinski O *et al.* Magnetoencephalographic pattern of epileptiform activity in children with regressive autism spectrum disorders. *Pediatrics* 1999 ; 104 : 405-18.

[82] Lott A, Borgeat F, Carron R. Le trouble de l'adaptation, un diagnostic anodin ? Une étude comparative avec le trouble dépressif majeur. *Schw Archiv für Neurol und Psychiatrie* 2003 ; 154 (3) : 96-105.

[83] Lott JT, Osana K, Doran E, Nelsan L. *Down Syndrome and Alzheimer Disease. Arch Neurol* 2002 ; 59 : 1133-36.

[84] Lynch C. Psychotherapy for persons with mental retardation. *Ment Retard* 2004 ; 42 : 448-50.

[85] Malafosse A. Le conseil génétique en psychiatrie. *Schw Archiv für Neurol und Psychiatrie* 2006; 157(8) : 355-58.

[86] Malone RP, Cater J, Sheikh RM *et al.* Olanzapine versus haloperidol in children with autistic disorder : an open pilot study. *J Am Child Adolesc Psychiatry* 2001 ; 40 (8) : 887-94.

[87] Malone RP, Maislin G, Choudhury MS *et al.* Risperidone treatment in children and adolescents with autism : short and long-term safety and effectiveness. *J Am Child Adolesc Psychiatry* 2002 ; 41 (2) : 140-47.

[88] Martin A, Scahill G, Anderson M *et al.* Weight and leptin changes among risperidone-treated youths with autism : 6-month prospective data. *Am J Psychiatry 2004* ; 161 (6) : 1125-27.

[89] May PA, Fiorentino D, Gossage PJ, Kalberg WO, Hoyme EH *et al.* Epidemiology of FASD in a province in Italy : Prevalence and characteristics of children in a random sample of schools. *Alcohol Clin Exp Res* 2006; 30(9) : 1562-75.

[90] McDougle CJ, Scahill L, McCracken JT *et al.* Research units on pediatric pschopharmacology-autism network : background and rationale for an initial controlled study of risperidone. *Child Adolesc Clin N Am* 2000 ; 9 (1) : 201-24.

[91] McGillivray JA, McCabe MP. Pharmacological management of challenging behavior of individuals with intellectual disability. *Research in Developmental Disabilities* 2004 ; 25 : 523-37.

[92] Michel K *et al.* Psychiatrie et psychothérapie sont (enfin) parvenues au cerveau. *Forum Med Suisse* 2006; 6 : 752-54.

[93] Muller H. Importance de la génétique en médecine. *Swiss Medical Forum* 2005 ; 5 : 487-93.

[94] Naegelin Y, Locher A, Weber P *et al.* EEG Abnormalities in Autism 2006. CHU Bâle. Poster Congrès Soc. CH Neuroped 28-04-06.

[95] Namerow LB, Thomas P, Prince J, Monuteaux MC. Use of Citalopram in pervasive developmental disorders. *J Dev Behav Pediatr* 2003 ; 24 (2) : 104-08.

[96] Nashef L, Fish DR, Garner S, Sander JW, Shorvan D. Sudden death in epilepsy : a study of incidence in a young cohort with epilepsy and learning disability. *Epilepsia* 1995; 36(1) : 87-94.

[97] Pellock JM, Morton LD. Treatment of Epilepsy in the Multiply Handicapped. *Mental retardation and developmental disabilities research reviews 2000* ; 6 : 309-20.

[98] Penolazzi B, Spironelli C, Vio C, Angrilli A. Altered hemispheric asymmetry during word processing in dyslexic children : an event-related potential study. *Neuroreport* 2006 ; 17 (4) : 429-33.

[99] Petitpierre-Jost G. *Comportements stéréotypés, auto-mutilatoires et agressifs en handicap mental. Une approche renouvelée par l'analyse temporelle.* Thèse de doctorat : Université de Fribourg, Institut de pédagogie curative ; 1994.

[100] Petitpierre-Jost G. Aides techniques à la communication et essor des nouvelles technologies. *Pédagogie spécialisée* 2001 ; 1 : 25-7.

[101] Poehlmann J, Clements M, Abbeduto L, Farsad V. Family Experiences Associated With a Child's Diagnosis of FragileX or Down Syndrome : Evidence for Disruption and Resilience. *Mental Retardation* 2005 ; 43 (4) : 255-67.

[102] Posey DI, Litwiller M, Koburn *et al.* Paroxetine in autism. *J Am Acad Child Adolesc Psychiatry* 1999 ; 38 (2) : 111-12.

[103] Prasher VP, Huxley A, Haque HS *et al.* A 24-week, double-blind, placebo controlled trial of donepezil in patients with Down syndrome and Alzheimer's disease – Pilot Study. International *J of Geriatric Psychiatry* 2002 ; 17 : 270-78.

[104] Rutecki PA, Gidal BE. Antiepileptic drug treatment in the developmentally disabled : treatment considerations with the newer antiepileptic drugs. *Epilepsy and Behavior* 2002 ; 3 : 24-31.

[105] Samuelian JC, Charlot V, Derynck F, Rouillon F. Troubles de l'adaptation : à propos d'une enquête épidémiologique. *L'Encéphale* 1994 ; XX : 755-65.

[106] Sauvé C. *Apprivoiser l'hyperactivité et le déficit d'attention.* Montréal : CHU Sainte-Justine ; 2007.

[107] Schone R, Gintzel U, Jordan E, Kalscheuer M, Münder J, Kinder in Not. Vernachlässigung im frühen Kindesalter und Perspektiven sozialer Arbeit. Münster : Votum; 1997.

[108] Shackleton DP, Westendorp RG, Trenite DG, Vandenbrouke JP. Mortality in patients with epilepsy : 40 years of follow-up in a Dutch cohort study. *J Neurol Neurosurg Psych* 1999 ; 66 : 636-40.

[109] Smith S, Branford D, Collacott RA *et al.* Prevalence and cluster typology of maladive behaviors in a geographically defined population of adults with learning disabilities. *British J of Psychiatry* 1996 ; 169 : 219-27.

[110] Squillaci-Lanners M. *Polyhandicap. Le défi pédagogique.* Lucerne : SZH-CSPS ; 2005.

[111] Stanton LR, Coetzee RH. Down's syndrome and dementia. *Advances in Psychiatric Treatment* 2004 ; 10 : 50-58.

[112] Steingard R, Biederman J. Lithium-responsive manic-lie symptoms in two individuals with autism and mental retardation. *J Am Child Adolec Psychiatry* 1987 ; 26 (6) : 932-35.

[113] Steingard RJ, Zimnitzky B, De Maso DR *et al.* Sertraline treatment of transition-associated anxiety and agitation in children with autistic disorder. *J Child Adolesc Psychopharmacology* 1997 ; 7 (1) : 9-15.

[114] Strain JJ, Smith GC, Hammer JS, McKenzie DP, Blumenfield M *et al.* Adjustment disorder : a multisite study of its utilisation and interventions in the consultation-liason psychiatry setting. *Gen Hosp Psychiatry* 1998 ; 20 : 139-49.

[115] Sunder TR. Meeting the challenge of epilepsy in persons with multiple handicaps. *J Child Neurol* 1997 ; 12 : S38-43.

[116] Symons FJ, Thompson A, Rodriguez MC. Self-injurious behavior and the efficacy of naltrexone treatment : a quantitative synthesis. *Ment Retard Dev Disabil Res Rev* 2004 ; 10 (3) : 193-200.

[117] Tariot PN, Farlow MR, Grossberg GT, Graham SM, McDonald S *et al.* Memantine Treatment in Patients with Moderate to Severe Alzheimer Disease Already Receiving Donepezil. *JAMA* 2004 ; 291. 3 : 317-24.

[118] Taylor E, Döpfner M, Sergeant J, Banaschewsi T, Buitelaar J *et al.* European clinical guidelines for hyperkinetic disorder- first upgrade. *Eur Child Adolesc Psychiatry* 2004 ; 13 (Suppl. 1) : 1/7-1/30.

[119] Tordjman S. Enfants surdoués en difficulté : de l'hyperactivité avec déficit attentionnel à la dépression et l'échec scolaire. *Rev Med Suisse* 2006 ; 2 : 533-37.

[120] Vatré F. Autisme et sexualité ? La rencontre de deux mystères ! *Autisme-Infos* 11/2006 ; 9 : 17-19.

[121] Willemsen-Swinkels SH, Buitelaar JK, Nijhof GJ, Van England H. Failure of naltrexone hydrochloride to reduce self-injurious and autistic behavior in mentally retarded adults. Double-blind placebo-controlled studies. *Arch Gen Psychiatr* 1995 ; 52 (9) : 766-73.

[122] Williams CA, Angelman H, Clayton-Smith J, Driscoll DJ, Hendrickson J *et al.* Angelman syndrome. *J Child Neurol* 1995 ; 10 (6) : 467-71.

[123] Wolf D, Petitpierre G *et al.* Tendances en matière de scolarisation des enfants polyhandicapés en Suisse. *Pédagogie spécialisée* 2005 ; 1 : 9-14.

[124] Wozniak J, Biederman J, Faraone SV *et al.* Mania in children with pervasive developmental disorders revisited. *Child Adolesc Psychiatry* 1997 ; 36 (11) : 1552-59.

[125] Yamadera H, Kobayashi, Sugai K, Suda H, Kaneko S. A study of ring 20 chromosome karyotype with epilepsy. *Psychiatry Clin Neurosc* 1998 ; 52 (1) : 63-68.

[126] Zametkin AJ, Ernst M. Problems in the management of attention-deficit-hyperactivity disorders. *New Engl J Med* 1999 ; 340 : 40-46.

[127] Zilbovicius H, Boddaert, Belin P, Poline JB, Rémy P *et al.* Temporal lobe dysfunction in childhood autism : a PET study. *Am J Psychiatry* 2000 ; 157 : 188-93.

AUTRES LECTURES

Addor MC, Schorderet DF. L'enfant dysmorphique : quelques définitions. *Rev Med Suisse Rom* 2000 ; 120 ; 5 : 419-24.

Alarcon M, Cantor RM, Liu J, Gillian TC, Geschwind DH. Evidence for a language quantitative trait locus on chromosome 7q in multiplex autism families. *Am J Human Genetics* 2002 ; 70 : 60-71.

American Association of Mental Retardation. *Definition, classification and systems of supports.* 10th ed. Washington DC : AAMR ; 2002.

American Psychiatric Association. *Diagnosis and statistical manual of mental disorders.* 4th ed. Washington DC : APA ; 1994.

Andres C. Neurobiologie du développement du système nerveux central et autisme. In : Berthoz et al. *L'autisme : de la recherche à la pratique.* Paris : Odile Jacob ; 2005.

Angelman H. "Puppet children" : a report of three cases. *Dev Med Child Neurol* 1965 ; 7 : 681-88.

Aylward EH, Minshew NJ, Field K, Sparks BF, Singh N. Effects of age on brain volume and head circumference in autism. *Neurology* 2002 ; 59 (2) : 175-83.

Bailey A, Luthert P, Dean A, Harding B, Janota J *et al.* A clinico-pathological study of autism. *Brain* 1998 ; 121 : 889-905.

Baron-Cohen S, Ring HA, Wheelwright S, Ballmore ET, Brammer M *et al.* Social intelligence in the normal and autistic brain : an fMRI study. *European Journal of Neurosciences* 1999 ; 11 : 1891-98.

Bruneau N, Bonnet-Brilhault F, Gomot M, Adrien JL, Barthelémy C. Cortical auditory processing and communication in children with autism : ectrophysiological/behavioural relationships. *International Journal of Psychopathology* 2003 ; 51 : 17-25.

Brunel H, Michel BF, Pasquier J, Gastaut JL. Intérêt de la tomographie d'émission monophotonique de sous-types de démences fronto-temporales. *J Neuroradiol* 2003 ; 30 : 37-45.

Bucher HU. Néonatologie : mieux vaut prévenir tôt que guérir tard. *Forum Med Suisse* 2005 ; 6 : 20-21.

Céponiène R, Lepistö T, Shestakova A, Vanhala R, Alku P *et al.* Speech-sound-selective auditory impairment in children with autism. *Proceedings of the nat acad of Sciences* 2003 ; 100 : 5567-72.

Chevrie-Muller C, Narbona J. *Le langage de l'enfant : aspects normaux et pathologiques.* Paris : Masson ; 1996.

CIM 10. Classification internationale des troubles mentaux et des troubles du comportement. Critères diagnostiques pour la recherche. OMS. Trad : Pull CB. Paris : Masson ; 1994.

Cuccaro ML. Intégrer l'hétérogénéité clinique et génétique dans l'autisme. In : Berthoz *et al. L'autisme : de la recherche à la pratique.* Paris : Odile Jacob ; 2005.

Elia J, Ambrosini PJ, Rapoport JL. Treatment of Attention-deficit-hyperactivity Disorders. *New Engl J Med* 1999 ; 340 : 780-88.

Ghaziuddin M, Zaccaghini J, Tsai L, Elardo S. Is megalencephaly specific to autism ? *Journal of Intellectual Disability Research* 1999 ; 43 : 279-82.

Gillberg C. Autisme : troubles médicaux associés. In : Berthoz et al. *L'autisme : de la recherche à la pratique.* Paris : Odile Jacob ; 2005.

Goldstein GW. Static encephalopathies become dynamic. *Current Opinion in Neurology* 2004 ; 17 : 93-94.

Gremaud G, Lambert JL. Niveaux d'éveil et interactions avec l'enfant polyhandicapé : implications éducatives. *Comité d'études et de soins aux polyhandicapés (CESAP)* 1997 : 32 : 55-62.

Habimana E, Éthier LS, Petot D, Toussignant M. *Psychopathologie de l'enfant et de l'adolescent : approche intégrative.* Montréal : Gaëtan Morin, 1999.

Haeberlin U. L'intégration entraînerait-elle l'inutilité de la pédagogie spécialisée ? In : Bürli A, Sturny-Bossart G. *Apprendre les uns des autres.* 3e ed. Lucerne : CSPS-SZH ; 2001.

Harris EC, Barraclough B. Excess mortality of mental disorder. *Br J Psychiatry* 1998 ; 173 : 11-53.

Heller JH. Donepezil for the Treatment of Language Deficits in Adults with Down Syndrome. *Am J Med Genetics* 2003 ; 116A : 111-16.

Hout AV, Estienne-Dejong F. *Les dyslexies : décrire, évaluer, expliquer, traiter.* Paris : Masson ; 1994.

Jaqmain S, Quach H, Betancur C, Rastam M, Colineaux C *et al.* Mutations of the X-linked genes encoding neuroligins NLGN3 and NLGN4 are associated with autism. *Nature Genetics* 2003 ; 34 : 27-29.

Jecker-Parvex M. *Retard mental : contribution pour un lexique commenté.* 3e ed. Lucerne : CSPS-SZH ; 2001.

Johnson MV. Gene expression profiling : a new tool for pediatric neurology ? *Current opinion in Neurology* 2005 ; 18 : 89-90.

Kellermann GR, Gorman JM. Auditory abnormalities in autism : toward functional distinction among findings. *CNS Spectr* 2005 ; 10 (9) : 748-56.

Lecendreux M, Konofal E, Touzin M. *L'hyperactivité T.D.A.H.* Paris : Solar ; 2007.

Lott JT, McGregor M, Engelman L, Touchette P, Tournay A *et al.* Longitudinal prescribing patterns for psychoactive medications in community-based individuals with developmental disabilities : utilisation of pharmacy records. Journal of Intellectual *Disability Research* 2004 ; 563-71.

Mazeau M. *Déficits visuo-spatiaux et dyspraxies de l'enfant*. Paris : Masson ; 1995.

Menache CC, Urion DK, Haenggeli CA. Hyperactivité avec déficit de l'attention : le point de vue du neuropédiatre. *Med Hyg* 1999 ; 1994-2001.

Osterheld MC, Meager-Villemure K. L'autopsie foetale : un acte médical pertinent. *Schw Med Forum* 2005 ; 5 : 487-93.

Pelphrey K, Adolphs R, Morris JP. Neuroanatomical Substrates of Social Cognition Dysfunction in Autism. *Mental Retardation and Developmental Disabilities Research Reviews* 2004 ; 10 : 259-71.

Piaget J, Inhelder B. *La psychologie de l'enfant.* Paris : PUF ; 1966.

Reinhold JA, Molly CA, Manning-Courtney P. Electroencephalogram abnormalities in children with autism spectrum disorders. *J Neuroscience Nurs* 2005 ; 37 (3) : 136-38.

Rice DS, Curran T. Role of the reelin pathways in central nervous system development. *Annual Review of Neurosciences* 1995 ; 24 : 1005-39.

Ritvo ER, Freeman BJ, Pingree C, Mason-Brothers A, Jorde LB *et al.* The UCLA-University of Utah epidemiologic survey of autism : prevalence. *Am J Psychiatry* 1990 ; 146 : 194-99.

Rodier PM, Ingram JL, Tisdale B, Nelson S, Romano J. Embryological origin of autism : developmental anomalies of the cranial nerve motor nuclei. *J Compar Neurol* 1996 ; 370 (2) : 247-61.

Schorderet D. Le temps de la récolte du séquençage du génome humain est arrivé. *Forum Med Suisse* 2003 ; 3 : 9-10.

Schnider A. Verhaltungsneurologie : die neurologische Seite der Neuropsychologie. Stuttgart : Thieme ; 2004.

Seifritz F. Neuroimaging in mood disorders. *Archives Suisses de Neurologie* 2003 ; 154 : 8-9.

Steffenburg S, Gillberg C. Autism d autistic-like conditions in Swedish rural and urban areas : a population study. *British J of Psychiatry* 1986 ; 149 : 81-7.

Tran PV, Hamilton SH, Kuntz AJ, Potvin JH, Andersen SW *et al.* Double-blind comparison of olanzapine versus risperidone in the treatment of schizophrenia and other psychotic disorders. *J Clin Psychopharmacology* 1997 ; 17 (5) : 407-18.

INDEX

Imprimé en France
FRHW011124050224
37969FR00010B/236

9 782294 703713